"肠"寿36计

肛肠疾病大揭秘

王振宜　著

上海科学技术出版社

图书在版编目（CIP）数据

　　"肠"寿36计 : 肛肠疾病大揭秘 / 王振宜著.

上海 : 上海科学技术出版社，2024. 12. -- ISBN 978-7-
5478-6878-2

　　Ⅰ. R574

　　中国国家版本馆CIP数据核字第20247QF896号

"肠"寿36计：肛肠疾病大揭秘

王振宜　著

上海世纪出版（集团）有限公司 出版、发行
上 海 科 学 技 术 出 版 社
（上海市闵行区号景路159弄A座9F-10F）
邮政编码201101　　www. sstp. cn
江阴金马印刷有限印刷
开本 787×1092　1/16　印张 10
字数 140千字
2024年12月第1版　2024年12月第1次印刷
ISBN 978-7-5478-6878-2 / R·3134
定价：58.00元

今年中秋前，王振宜医生嘱我为他的科普新作《"肠"寿36计　肛肠疾病大揭秘》写序，为能梳理全书脉络，特意让振宜医生把付梓稿传我学习一下。尽管是科普教育方面，但真要写出言辞达意，反映出振宜医生良苦用心的文字来，一时又有点犹豫了。手头正好有一本《段逸山解读医古文》，重读段先生点评剖析的80余篇我在读本科时就接触到的医学美文，更深刻地体味到了段先生对医古文学习的新"意境"：要跳出字词训释的教学框框，引导注重意义领悟、深切宽广的高度来学习把握文章的要旨精髓，尤其是在读通字面之意外，更要求读透作者字下之意和思想感情。这也联想到之前在大学工作期间，与各位同事一起推动《医古文》"课程思政"和人文医学教改，其出发点也就是要挖掘出医学家的科学仁爱和大医精诚。振宜医生这本书，讲的是防病、识病、治病的浅显道理，但映射出的已经是一名优秀中医师和学问家的内心特质了。

中医本来就有重视脾胃"后天之本"的理念和诊治方法体系，肠道不仅是脾胃运化和升降功能的具体体现者，更是参与者。或者讲，从肠道管理着手，是实现脾胃（消化）功能正常，乃至事关全身健康状态的关键所在。现代临床已经证实，"脑肠轴（肽）"、肠道菌群和微生态与内分泌代谢、肠道功能与卒中及脓毒血症等急危重症转归的关联作用。这些已知的机制，无不都在重复着这样的概念：肠道是人体的"第二大脑"，是最大的免疫器官，是"神经、免疫、内分泌"网络的重要"节点"，是抵御外来病邪的重要屏障，等等。唐代大医学家孙思邈提出的"养生十三法"中，涉及消化道保健的就有"口常转""腹常揉搓""摄谷道"之法。还有扭膝、散步、搓脚、摆腰等动作，很直接的反应也包含了对胃肠道的舒畅作用。孙思邈称"十三法"为"聪明之法"，在"宝命全形"中局部与整体的关系似可见一斑了。振宜医生作为一名肛肠科骨干专家，苦口婆心地提醒大家如何保"肠"而全"寿"，也是他的一番"好心肠"了。

　　古代医家的楷模，都善于认真记录与反思临床病案，称之为"诊籍"。医缓能精准科学地判定生死，医和善于创新发现"六淫致病"等具体机理，扁鹊更是一位热心的实践家、传道者和古代的科普"达人"，力求"使圣人预知微，能使良医得蚤从事"，求"疾可已、身可活"，但又内省发出"医之所病病道少"的感叹，反复强调的"六不活"都饱含着养生、预防、"治未病"的理念。扁鹊还是一名古代优秀"全科医生"，哪里有需要，他就会潜心钻研地方流行病，变身一位精深的专科大夫，沉下心来解决病人的痛苦。振宜医生与古代医家心灵碰撞，可以讲已经实实地融入在这本册子之中了。

　　"医者非圣贤莫为"。期待广大读者依着"肠"寿之计，体味着振宜医生的情怀，一起在中国式现代化的大道中奋斗并幸福着。

胡鸿毅

中华中医药学会副会长

上海市中医药学会会长

上海市卫生健康委员会副主任

2024 年 11 月

　　作为肛肠科医生，看门诊的时间不如内科医生多，但感悟却不少。每每在门诊遇到病愈后来复诊的患者，欣慰的同时也有不少感慨。

　　小张是个 30 来岁的年轻小伙，平日里身体健硕，一次大量喝酒导致腹泻之后，肛门旁出现一个肿块，自己抹了些痔疮药膏，治了 3 天不见好转，肿块反而越来越大，疼痛加剧，并开始发热，不得已才到医院就诊。我检查后，诊断为肛周脓肿、肛瘘，告诉他先要做个小手术排出脓液，之后再做肛瘘根治手术。小张听后颇为惊讶和不解，他从未听说过肛周脓肿和肛瘘，完全不知如何应对。

　　经手术治疗后，小张康复出院了，再次来门诊复诊时，他已经基本痊愈，并对这次治病经历很有感触。他在住院期间经过我们的一番科普，已经对肛周脓肿和肛瘘有了充分认识，出院后严格按照医嘱进行护理，肛瘘很快就愈合了。此后，他每年都会来医院检查一次，即便没有什么异常，也会跟我聊上片刻，倾诉他遇到的一些问题，并请教肛肠方面的保健知识，他的肛瘘再也没有复发过。

　　李阿姨也是我门诊的常客，50 多岁，在被确诊为大肠癌前，她就有痔疮病史，因此一直把断断续续出现的便血都当作是痔疮发作，自己抹药治疗。后来身体明显消瘦、大便变形，在家人的催促下，她到医院做了肠镜检查后才发现是肠癌。"要不是大意，我不会吃这么多苦头。"李阿姨来复诊时，常跟一些病友交流她的心得，"要多学点肠道保健知识，每年定期检查，便血不一定是痔疮，还有可能是肠癌。"

　　……

　　肛肠疾病是临床常见病、多发病，如痔疮、肛裂、肛瘘、肛周脓肿、肠炎、便秘、大肠癌等，多达百余种。由于所患疾病位置的特殊性，导致有些患者会因为羞于就医而耽误病情；某些恶性肠道肿瘤早期缺少明显症状，导致有些患者错过了早期发现疾病的时机。

网络科普常常良莠不齐，有些出于行销目的，一味夸大疾病的严重性和药物的疗效。而过于专业的文章，有时会让读者张冠李戴、胡乱对号入座，徒增恐惧；或者对很多专业名词望而却步，读完一头雾水。因此，如何深入浅出、用通俗易懂的语言为广大读者提供正确的肛肠病防治知识显得尤为重要。

基于传播正确而易懂的肛肠病科普知识的想法，笔者根据临床约30年的经验总结，在《上海中医药报》开辟"养生先养肠"专栏，2年多来坚持撰写科普文章，针对患者关心的常见问题，将容易混淆的肛肠常见病分组、分专题进行科普，得到了很多读者的好评。

为了让这些预防保健知识泽惠更多人群，在与出版社编辑多次交流和探讨后，拟定出版科普图书《"肠"寿36计 肛肠疾病大揭秘》。本书以之前发表的"养生先养肠"专栏文章为基础，总结并精选其中的36条预防保健小知识，与中医治疗理念融合，改编为"36计"。经过一年多的策划、整理和加工，得以和广大读者见面。全书内容兼具专业性、权威性和针对性，尽可能去专业术语，多用比喻等手法加以说明，让没有医学专业知识的读者也能轻松理解，并从中受益。同时，本书还介绍了一些针对肛肠疾病的中医食疗方法，便于患者掌握和应用，以获得更多疾病防治手段。希望大家不仅能了解很多肛肠疾病发病时的自我救治和正确就医的方法，也能提高预防肛肠疾病的能力，做到未病先防、已病防变。

本书得以出版，要感谢这些年来《上海中医药报》的几位编辑，尤其是倪项根编辑，他不但会告知我读者的反馈，也会提出读者关心的选题，甚至还告诉我同行老师读后的评价，给了我在繁忙工作之余，坚持笔耕的动力。此外，还要感谢我们科室朱静怡医生为本书手绘36幅精美插画，以岳阳医院肛肠科吉祥物"岳菊娃"为主角，演绎肛肠疾病防治方法，增添了更多阅读乐趣。

王振宜

上海中医药大学附属岳阳中西医结合医院肛肠科主任医师

2024 年 11 月

目录

第三章　肛裂

第四章　肛周脓肿和肛瘘

第五章　炎症性肠病

第六章　大肠癌

第七章　"少见多怪"病

第一章　便秘

> 记得林语堂在《生活的艺术》中说过这么一句话："一个人大便通畅，就觉快乐，否则就会感到不快乐。"可见，排便可以关系到一个人的快乐与否。

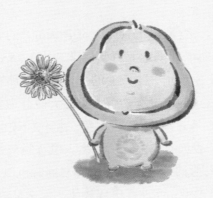

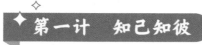

第一计　知己知彼

● 你真的便秘吗？

有些人不能每天排便，自以为便秘，其实未必。仔细观察一下大便形状，然后根据下表"对号入座"，就能判断是否真的便秘了。

▼布里斯托大便分类法

序 号	大 便 性 状	结 果 分 析
❶	硬球、硬块状大便，很难排出	便秘
❷	较硬的香肠状大便，表面凹凸	便秘
❸	有褶皱的香肠状大便，表面有裂痕	正常，可能缺水
❹	香肠或蛇状大便，表面光滑	理想型
❺	半固体软便	正常
❻	蓬松块状、糊状大便	腹泻
❼	水样便	腹泻

★ 便秘是疾病，还是症状

　　1997 年，布里斯托大学（University of Bristol）的希顿（Heaton）和路易斯（Lewis）在《斯堪的纳维亚胃肠病学杂志》（*Scandinavian Journal of Gastroenterology*）上发表了关于大便的分类标准，即布里斯托大便分类法（Bristol Stool Scale）。此项分类法将人类的大便分为七型。第一型：一颗颗硬球或硬块（很难通过肛管排出）；第二型：较硬的香肠状，表面凹凸；第三型：香肠状，表面有裂痕；第四型：像香肠或蛇一样，且表面很光滑；第五型：断边光滑的柔软块状（很容易通过肛管）；第六型：粗边蓬松块，糊状大便；第七型：水状，无固体块（完全是液体）。

第一型和第二型提示便秘，是便秘人群常见的大便性状；第三型至第五型属于正常大便，尤其第四型是理想的便形，容易排出；第六型和第七型则有腹泻的可能。这一分类法还可以用来判断食物残渣经过大肠形成粪便所需的时间。

笔者常常被人问到这样一个问题：便秘是疾病还是症状？如果便秘了，是否要立即去看医生，还是自己买点通便药？

其实，排便是人体消化系统的正常功能之一，它与饮食、环境、气候、情绪等都有一定关系。对于绝大多数人来说，一生中均会遇到偶尔一次或几天大便干结，或者解便不畅，通常不会引起人们担忧，因为一旦恢复到正常的生活节奏，一切都会过去。对这些人而言，便秘是个一过性症状，及时调整作息，有针对性地改善饮食，就能解决问题。但对于一些特

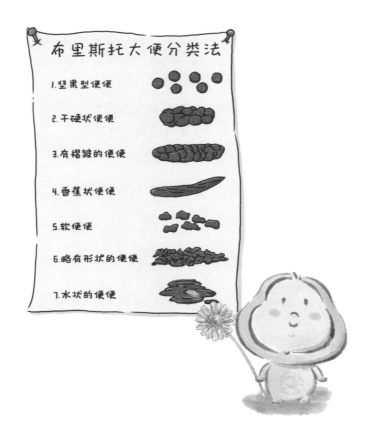

布里斯托大便分类法

1. 坚果型便便

2. 干硬状便便

3. 有褶皱的便便

4. 香蕉状便便

5. 软便便

6. 略有形状的便便

7. 水状的便便

殊人群，如患有某些器质性疾病、肠道传输功能或盆底功能性疾病，或者长期服用容易导致便秘的药物等，便秘就是一种疾病或症状，需要进行治疗，有些甚至需要长期服药或手术治疗。

简单地说，判断是否存在便秘、是否需要治疗，有以下几个标准：慢性便秘的病程一般不少于 6 个月，具体表现为排便次数减少、粪便干硬或排便困难。排便次数减少指每周排便少于 3 次；排便困难包括排便费力、排出困难、排便不尽感、排便费时及需要手法辅助排便。

如果不完全符合上述标准，但感觉自己排便不畅，可以进行简单的生活和饮食方面的调整，合理的膳食结构、多饮水、坚持运动、建立良好的排便习惯是便秘的基础治疗方法。例如：① 增加膳食纤维和水分的摄入，推荐每日摄入膳食纤维 25～35 克，每日饮水（包括食物中的水分）1.5～2.0 升；② 适当运动，每周 3～5 次；③ 建立良好的排便习惯，不要有了便意却强行忍住，通常推荐晨起后或早餐后 2 小时内尝试排便；④ 切忌自行购买泻药来帮助通便，以免破坏肠道正常蠕动功能；⑤ 避免长时间精神高度紧张和焦虑。

大多数非慢性便秘人群出现便秘症状后，如果给予足够重视，经过饮食和排便习惯管理后，通常都能恢复正常的排便规律。

◆ 第二计　庭无留事

● 养成良好的排便习惯 ●

❶ 每日定时排便，建议选择在早晨。因为起床后胃肠功能随之"苏醒"，且食物经过一个晚上的积存，在大肠中形成粪便，并逐渐下行至直肠。可晨起饮一杯温水，按揉腹部或活动片刻后排便。也可在早餐后 2 小时内排便，此时胃肠蠕动较活跃，大便易于排出。

❷ 上班族往往早晨比较忙碌，很难养成晨起排便的习惯，但应形成规律排便习惯，如晚餐后 2 小时左右排便。

❸ 一天中的任何时间，如有便意产生，应及时如厕。

❹ 每次排便时间不宜超过 5 分钟，不宜在排便时看手机、玩游戏等。

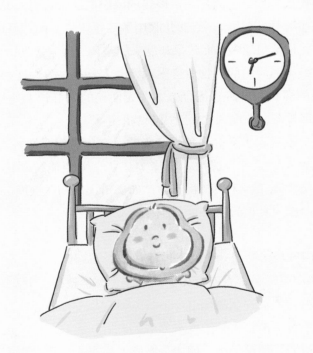

★ "宿便"真的存在吗

便秘患者的苦恼是很多人无法体会的，严重者需要长期药物治疗。但生活中有些明明不是便秘的人会错误地"对号入座"，给自己吃药。

有种便秘叫"你妈觉得你便秘"

常常在门诊遇到这样的患者和家属：一个心急火燎的中年妈妈带着一个愁眉苦脸、欲言又止的女儿。看病的是女儿，连珠炮似地向医生描述病情和提问的却是妈妈。原因不外乎就是看到一些广告，其中有这样的描述：如果不能天天按时排便、排干净大便，体内就会留存"宿便"，进而产生一系列疾病，甚至得癌症……警惕的妈妈们结合自己女儿的情况，顿时"对号入座"，立即行动，给女儿服用了一些广告上推荐可以清"宿便"的药，结果药量越用越多，而效果却越来越差，所以来求助医生。

医生详细问明所用的药物后会发现，大多是一些急性便秘患者临时用来改善便秘的药物，自然不适合原本并无便秘的人群长期使用。刚开始，服用后能立即排便，久而久之，效果会越来越差。

其实，受雌激素水平等多种因素影响，有些成年女性每周排便只有3次。如果饮食正常，并无腹胀、腹痛等症状，大便能顺利排出，并不干硬，则属于正常现象，无须药物干预；如果错误用药，反而会因为药物的不良反应，而成为真正的便秘受害者。

消化、吸收与排泄是一个动态过程

那么，"宿便"是否真的存在呢？其实，医学教科书上并没有"宿便"这个概念。因为饮食物在消化道中下行，通常是一个动态的过程。粪便在大肠里慢慢下行，被吸收掉一些水分后，先后到达肛门口，正常排便不可能把整个肠道的粪便排干净。即便是做肠镜检查的患者，服用泻药排空了肠道（大肠），等做完检查，从小肠下来的食物残渣又会在大肠中形成粪便，继续下行。所以，辅助肠镜检查的泻药通常要分两次服用，检查前数小时需要再次服用，而不是提前一天一次性服用，否则肠道就无法排干净，会影响检查。

由此可知，"宿便"只是某些商家炒作的概念，目的是让人们自动联想起自己肠道有留存的大便，继而与其他疾病进行关联，那些声称能解决"宿便"的药物自然就有了销路。所以，大家要警惕这个误区，别自己乱吃药，吃成一个真正的便秘患者。

第三计　顺其自然

排便习惯顺应自然变化

随着年龄增长，机体代谢水平、激素水平会发生变化，有些人的排便习惯也会随之发生变化，如每天 1 次变成两天 1 次。如果粪便并不坚硬、干涩，排便也不困难，且没有腹痛、腹胀等症状，体检亦无异常发现，属于正常生理变化。老年人群不必为此焦虑，也没必要人为干预。

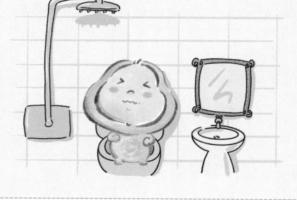

★ 排便需要我们每天操心吗

在门诊，常常会遇到一些自认为便秘的中老年患者，他们通常有一个共同的特点，就是一辈子对工作一丝不苟、严谨认真的技术人员，其中又以知识分子居多。他们年轻的时候，每天排便 1 次，甚至可以很规律地在某个时间点顺利排便，生活作息也很规律，有条不紊。但不知道从哪天起，他们变成 1～2 天排便 1 次，甚至无法在固定时间排便了，无论怎么调整，都收效甚微。于是担心自己生病了，开始焦虑，甚至自己着手研究排便的问题，看了些似是而非的文章后，便自己用药，但效果不理想，故而来就医。

排便习惯会随年龄增长而改变

有些疾病的发生的确会影响排便习惯，对自己身体负责，及早引起重视，本身无可厚非。正确的做法是：随着年龄的增长，定期常规体检，在医生指导下进行针对性的检查，而不是自己胡乱诊断、用药。如果体检排除了器质性疾病，就要考虑年龄因素。很多人随着年龄的增长，机体代谢水平、激素水平发生变化，排便习惯也会随之发生改变。

正常变化，不必人为干预

排便是一个非常复杂的过程，受自主神经、骨骼肌（又称"随意肌"）等调控，多系统协调才能完成。如果人为干预，有时候反而会越帮越忙。就好比正常的呼吸运动，如果刻意规定自己每分钟只能呼吸几次，最后你可能连呼吸都不会了。同样，年轻时候跑 100 米可以跑得很快，但上了年纪可能就跑不动了，这也是一样的道理。所以，一些正常的生理变化，包括排便习惯的改变，只要粪便不是异常坚硬、干涩，排便不是极度困难，没有腹痛、腹胀，体检无异常的情况下，都是正常现象。

每天都排便，也可能便秘

相反，有些人即使每天排便，如果始终有排便不尽感，即便不是干结的大便，也属于便秘。这类便秘通常因出口梗阻类疾病所致，包括直肠前突、直肠内套叠、括约肌失弛缓等，需要到医院进行检查，如果确诊为便秘，则需要进行对症治疗。

关于便秘的诊断标准，国际上公认的简单判定方法是：如果没有异常症状，每周排便 3～11 次都属于正常范围。

◆第四计 分化瓦解

三步处理粪便嵌塞

❶ 温水坐浴 3～5 分钟，水温不超过 40℃。

❷ 戴上手套，在手套上涂抹麻油或金霉素眼膏润滑后，将手指伸入肛门内，摸到干硬的粪便后轻轻压碎成几个小块，然后一块一块地抠出。

❸ 温水坐浴，清洁肛门并擦干，然后在肛门内涂抹金霉素眼膏或痔疮药膏。

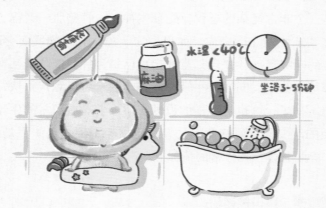

★ 粪便嵌塞，别把便秘当腹泻

慢性便秘或肛门手术后患者，如果几天没有排便，用泻药通便之后，出现腹泻或排便失禁，粪水不受控制地不断流出，可能并不是真的腹泻或肛门失禁，而是粪便嵌塞。

什么是粪便嵌塞

粪便嵌塞是指粪便中水分被过度吸收，使粪便干结成球状，堵塞在直肠下段，不能自行排出肛门外。其主要表现为：多日未解大便，便意频繁而排不出或仅排出少量臭秽的稀粪水，患者感觉腹胀、肛门坠胀，甚至骶尾部和胯部坠胀、肛门疼痛。本病好发于平素有慢性便秘的老年人、长期卧床或刚经历肛门部手术的患者，由于年老或久病体虚导致无力排便，或者术后害怕排便疼痛而刻意控制排便，从而引起粪便嵌塞。

如何区分腹泻和粪便嵌塞

粪便嵌塞的诊断并不困难，根据数日不排便的病史，如果肛门指诊时触摸到直肠腔内巨大的干粪球，即可确诊。但患者若出现类似腹泻或肛门失禁的症状，则容易被误诊。一旦错误地以为是腹泻，而误用止泻药，则会延误或加重病情，一定要予以重视。

这类患者通常有慢性便秘病史，以年老体弱者居多，就诊时自述出现肛门失禁或腹泻症状，如肛门坠胀、便意频繁、一日排便多次，甚至无法控制肛门。如果追问病情，患者或家属常会告知，出现症状前因便秘使用过开塞露，有些人甚至用了3～5个，但没排出成形粪便，却出现腹泻、流粪水、肛门失禁的症状。这个时候，如果医生给患者做肛门指诊，会发现堵塞在肛门内的坚硬如羊屎状的粪便充满了整个直肠。由于被坚硬粪便堵塞，导致肛门括约肌无法自主收缩，粪便压迫肛门部位会产生强烈的便意和坠胀感；同时，就好比一块石头挡在了门口，使大门无法完全关闭，会导致之前打进去的开塞露伴随粪水不断流出，类似腹泻或肛门失禁。如果医生不做肛门指诊，很容易被患者的描述误导。

粪便嵌塞的治疗

一旦确诊为粪便嵌塞，治疗并不复杂，大部分患者可以在家人的帮助下解决问题。具体方法是：先用温水坐浴3～5分钟，水温不超过40℃，既清洗干净肛门口粪水，又使肛门括约肌得到放松；戴上手套，在手套上涂抹麻油或金霉素眼膏润滑后，将手指伸入肛门内，摸到干硬的粪便后轻轻压碎成几个小块，然后一块一块地抠出肛门；阻碍括约肌收缩的硬便被抠出后，大部分患者的肛门能够恢复收缩功能，排出剩余的粪便，伴随的坠胀感、便意频繁、失禁等症状也会消失；再次用温水坐浴，清洁肛门后擦干，然后在肛门内涂抹金霉素眼膏或痔疮药膏，以保护肛门。至此，治疗就完成了。

老年慢性便秘患者如何避免粪便嵌塞

虽然急性病情较容易解决，但导致粪便嵌塞的病因如果不解除，日后仍旧会出现相同的情况。年老的慢性便秘患者日常可以通过服用乳果糖或膳食纤维来软化大便，需要提醒的是，口服乳果糖时需要兑水才能有较好的效果。此外，治疗孕妇便秘的蜂蜜栓（详见 39 页），也可以放心使用。

对于老年慢性便秘患者来说，很多人可能需要终身服药，就像高血压、糖尿病等慢性病患者一样。为了避免出现耐药和滥用泻药导致大肠黑变病，可选择中医药辨证调理。

◆ 第五计 不为所动

● 不要轻易改变排便习惯 ●

外出旅行，应提前安排好作息时间，充分考虑排便时间，不要轻易改变排便习惯，以免导致便秘。

平日里要自律严谨地对待个人的生活作息。切记不要暴饮暴食或完全打破原有的生活节律，例如：假日里，晚上熬夜刷手机，白天则睡到中午甚至下午；买很多零食，从早吃到晚；进食大鱼大肉、辛辣油腻食物一大堆；等等。

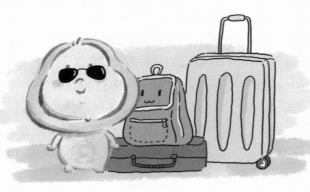

★ 遭遇"旅行者便秘"怎么办

旅行已成为现代人生活中必不可少的一项活动。出门旅行，因生活、饮食习惯改变，以及地理环境、气候因素变化，常会引起便秘。即便是短途旅游，对于每天排便的人来说，也可能引起一过性便秘。

短途游的平均车程一般需1～2小时，若是遇到堵车，3～4小时也是常态。这就表明，有很大概率我们需要在车里待上2～3小时。此时若出现便意，周边又无休息站，忍便时间一久，便秘就会"找上门"；另外，有些人为了尽快抵达旅游点，或者担心路上找不到厕所，就故意不喝水，导致肠道蠕动减少、粪便干结，也会引发便秘。因此，我们要在旅行之前做好相应的准备，早起几十分钟，喝杯温水，按揉肚子，帮助排便；路过休息区时，不要吝啬时间，尽量下车如厕，以便后续路程能够轻松度过。便秘看似小事，但容易导致肛裂、痔疮、肛周脓肿等疾病的发生，即便是一过性便秘，若纠正不及时，也会埋下隐患。

通常来说，短途游出现排便异常者不在少数，这跟一时的起居不规律、饮食结构改变也有很大关联。一向排便正常的人，可能会在次日晨起没有便意，就算按时如厕，便意依旧"失联"，仿佛"马桶失去吸力"。为了预防这类情况的发生，首先建议旅行途中，除了保持正常的饮食营养之外，还要多补充水分，每天大约摄入 1 500 毫升的水，相当于 4～5 瓶 300 毫升的矿泉水；多吃一些蔬菜、水果，如香蕉、黄瓜、番茄、黑木耳等；尽量避免食用过多的辛辣刺激或热性食物，避免大量饮酒。其次，可准备一些常用的通便药和治疗痔疮的药物（如痔疮药膏或药栓），以备不时之需。如果没有发生肛裂、排便时无疼痛，一过性便秘者可偶尔使用开塞露或清热通便药；此外，口服乳果糖或膳食纤维补充剂也能缓解便秘症状。

◇

◆ 第六计　提壶揭盖

宣通肺气，有利肠道通畅

中医认为"肺与大肠相表里"，肺气得宣，人体气机运行调畅，大肠传化功能可以得到改善。唱歌、嘘字功等老少咸宜的锻炼方式，有利于宣发肺气，促进肠道健康。

中医治疗便秘有个常用的方法——"提壶揭盖"法，即在处方中加入宣发肺气的药物（肺有"华盖"之称），使气机通畅，肠道传导功能正常，大便就能顺畅排出。

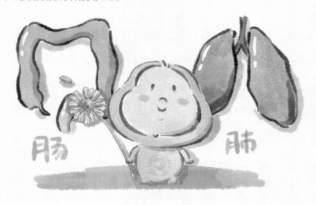

★ 中医治便秘，推荐药膳方

在很多人的印象中，中药纯天然、无副作用，有病治病、无病防病。事实真的如此吗？治疗便秘的中药都是无副作用的吗？

中药也有副作用

俗话说，是药三分毒，无论是中药还是西药，每一种可以称作"药"的，都有它的适应证和禁忌证，以及一些副作用。如果使用不当，都会对人体造成不良影响，所以既不能胡乱用药，也不能在没症状时提前服用来预防疾病。

具体说到用于通便的中成药，大多是针对一过性便秘的患者，多数由大黄、番泻叶等含蒽醌类成分的中药组成，长期使用容易导致大肠黑变病。用药通常是中病即止，医生不会建议患者长期使用。有些治疗慢性便秘的中成药，需要医生辨证论治，针对不同证型的便秘给药，而不是一股脑地拿来就吃。如果用药不对症，非但治疗效果差，还可能引发其他病情。

药膳茶饮，肺肠同调

新冠"阳康"之后，很多人觉得"自己的肺不好了"。中医理论提出"肺与大肠相表里"，两者在生理和病理上相互影响。在病理方面表现为：肺热壅盛，则大肠燥结；肺阴不足，则肠枯便秘；肺气不足，则大肠虚秘；肺气上逆，则大肠气秘。不少人"阳康"后肺气受损，继而影响脾胃运化和大肠传导功能，所以常常会表现为稍作运动就感觉疲劳、汗出、排便费力、大便干结；如果气阴两伤，心阴受损，则便秘的同时还会出现失眠等情况。

这类便秘通常是一过性的，针对病情，笔者推荐两个简便有效的药膳和茶饮方，通过饮食调理、药物辅助，收效颇佳。方中所用中药均为药食两用之品，可长期食用。

◆ 白萝卜黑木耳排骨汤

白萝卜性凉，味甘，具有消炎止咳的功效，常吃可以降低咳嗽频率，同时还能促进消化，保护肠胃，特别是对消化不良引起的恶心、呕吐、便秘等症状，有较好的食疗功效；黑木耳性平，味甘，入胃、大肠经，有益气补血、润肺镇静、凉血止血等功效，多用于气阴两虚、肺燥血热等证的辅助治疗，其富含的膳食纤维具有很强的吸附作用，能起到清理消化道、清洁肠胃的功效；猪排骨具有滋阴壮阳、益精补血的功效。三者合用能够很好地改善便秘患者的病情，同时也不失为一款美味佳肴。

食材 小排 500 克，白萝卜 1 个，黑木耳适量，葱、姜少许，茴香 1 个。

做法 先用盐腌制小排，滴入少许姜汁去腥；将黑木耳放入冷水里泡发；水沸后将小排入水氽一下，马上盛起，这样可以去除小排中的血水；发好的黑木耳去蒂、洗净，与小排一起放入锅中，煮沸后改小火慢炖 2 小时；白萝卜洗净，切成滚刀块，放入锅中，加适量的盐、姜片、茴香调味；再炖半小时后，加入鸡精和葱末就可出锅。

◆ **枸杞胎菊陈皮大枣茶**

枸杞具有补肾益精、养肝明目、补血安神、生津止渴、润肺止咳等功效；胎菊有养肝明目、清心补肾功效；陈皮味辛、苦，性温，具有理气健脾、燥湿化痰、解腻留香、降逆止呕的功效；大枣性温，味甘，具有健脾和胃、补虚益气、养血安神的功效。四味一起泡茶，能改善睡眠障碍、乏力、消化不良、便秘等症状。

食材 大枣 3 枚，枸杞 9 克，胎菊 3～6 克，陈皮 3 克。

做法 上述食材洗净后用沸水冲泡，每日代茶饮。可根据个人喜好，酌量添加或不添加蜂蜜、绿茶。

通常，排骨汤服用 1～2 次，乏力、汗出、便秘等症状会有改善；茶饮连喝 3～5 天，便秘即可改善。

第二章　痔疮

人吓人是会吓死人的，自己吓自己大抵也会。虽然疼痛是人体自我保护机制的一部分，但疼痛、肿块、便血等症状都是对人体健康发出的警示，提示可能有异常情况出现，需要引起注意。突如其来，尤其是第一次遇到这些突发情况，很多人由此对未知产生的恐惧，要远远大过疾病本身带来的恐惧。

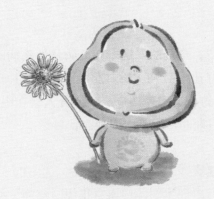

◆ **第七计 借力而行**

多吃富含膳食纤维的食物

　　痔疮等多种肛肠疾病的发病，往往与便秘脱不了干系。膳食纤维能软化大便和增加大便量，促进肠蠕动，使大便易于通过肠道，从而预防便秘及其诱发的肛肠疾病。蔬菜、水果、粗粮等食物富含膳食纤维，如芹菜、菠菜、白菜、胡萝卜、苹果、梨、小米、燕麦、玉米、荞麦等。多吃这些食物，可使大便借力而行，顺畅排出。

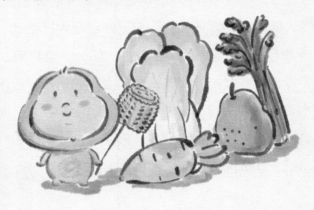

★ 三大症状，警惕痔疮

　　俗话说，十人九痔，痔疮的发病率在肛肠良性疾病中排名第一。它是一种退行性病变，就好比生皱纹、长白发一样，是一种自然老化现象。随着年龄增长，约 50% 的人会出现痔疮。大部分人会在中年以后出现症状，部分女性容易在怀孕后期和产后首次出现症状。

痔疮常见的三大症状

　　痔疮以每次排便后出现无痛性便血、排便时疼痛、便后自觉肛门内组织脱出肛门外，以及肛门口瘙痒等症状为主要表现。

❶ **大便出血**：这种出血以无痛性、间歇性便后出血，血色鲜红为特点，这也是内痔和混合痔早期的常见症状。出血一般发生在便前或便后，有单纯的便血，也有与大便混合而下者。出血时呈喷射状、点滴状，或擦拭纸上带血等。

❷ **排便疼痛**：排便时肛周疼痛，一般表现为轻微疼痛、刺痛、灼痛、胀痛等。

❸ **肿物脱出**：肛门内部肿物脱出肛门外，这主要是中、晚期内痔的症状。轻者只有在排便时才会有肿物脱出肛门外，便后可自行回纳；重者在咳嗽、压腹、用力下蹲时即可脱出，严重者用手无法纳回肿物。

痔疮分类、分期症状

不同类型、不同分期的痔疮，会出现不同症状。根据发病部位，痔疮主要分为内痔和外痔两类，有些患者为混合痔，既有内痔，又有外痔。关于外痔，我们会在后文中详细介绍，首先介绍下内痔。内痔发生在直肠末端的黏膜部分，此处的动静脉末梢血管、特殊的肌肉纤维组成一个柔软的垫状解剖结构，正常生理状态下被称作"肛垫"，因静脉充血或淤血肿大而出现症状的时候，才被称作痔疮或痔病。就像下肢静脉曲张一样，它是人体正常生理组织发生的变化，所以哪怕发病时间再长，痔疮都不会发生癌变。

按照内痔发生、发展的不同阶段，可将其分为四期（度）。Ⅰ期症状主要为排便时无痛性便血，出血量少者仅有卫生纸擦拭到血液，出血量大者血液呈喷射状。主要原因是当人体用力排便时，直肠末端压力增大，肛门括约肌松弛，痔疮组织中的血管破裂，引起出血。一旦排便结束，便血也会停止。到了痔疮的后三期，除了可能出现便血、疼痛症状外，同时还会伴随不同程度的内痔脱出，患者每次排便时，自己能感觉到肛门口有个"小肉球"脱出。排便结束后，"小肉球"可自行回缩者，为Ⅱ期；"小肉球"不能自行回缩，需要用手回纳者，为Ⅲ期；"小肉球"持续脱出，用手也无法回纳者，为Ⅳ期。

痔疮的常见诱发因素

导致痔疮出现症状的相关因素，主要有以下几种。

❶ **遗传因素**：如果父母有痔疮，那么子女在较年轻时就可能出现痔疮症状。

❷ **生活习惯**：痔疮发病与一些不良生活习惯密切相关，例如长期腹泻或便秘、大量饮酒、嗜吃辛辣或热性食物、久坐久站、熬夜、过度疲劳等。

❸ **妊娠**：女性怀孕期间激素水平及腹压改变，会诱发痔疮。

❹ **年龄**：随着年龄增长，老年人机能退化，某些慢性病会导致痔疮发病。

★ 便血"新鲜"，多因痔疮

排便后，突然发现卫生纸上有血迹，或者粪便上有血液，颜色鲜红，不与大便混合，自己没有任何疼痛不适感。如果是首次发生这样的状况，大多数人会吓一跳：我是得了什么不好的疾病吗？

便血是来肛肠科就诊患者最常见的症状，患者往往是因肉眼可见鲜红色血便来就诊，出血量从仅仅卫生纸上有血迹，到便后滴血，乃至呈喷射状，有些患者甚至能听到喷射血液的声音，解完便后发现马桶中一片鲜红，但自己又没有疼痛的感觉，于是开始怀疑是否得了肠癌，陷入深深的恐惧中。要了解到底是什么原因引发的便血、是否真的得了肠癌、如何分辨这类出血，让我慢慢道来。

如何识别痔疮出血

我们知道，很多消化道疾病在发展过程中都可能出现便血，如果血液呈鲜红色，通常出血点距离肛门比较近，例如炎症性肠病的活动期、较大的肠息肉、直肠肿瘤、放射性肠炎等，这类疾病通常都不会出现肛门疼痛。其中，最常见的无痛性鲜红色血便，莫过于痔疮了。

某些肠道疾病也会引起无痛性鲜红色血便，但通常还会伴随诸如腹痛、腹泻、脓液便等一系列相关症状，同时大便的性状和习惯也会发生改变。单纯的无痛性鲜血便，则大部分是由痔疮引起的。作为非医学专业人士，要如何分辨、如何自我处理？是否需要马上就医呢？

一般而言，首次出现便血的患者，不宜自行用药，如果条件允许，可以到附近医院的肛肠专科或普外科就诊，医生会根据病情做肛门指检、肛门镜检查等，以明确诊断。通过这些检查，约 80% 的直肠末端肿瘤通常可以被有经验的肛肠科医生"揪"出来。

此外，年龄小于 40 岁、没有消化道息肉等肿瘤家族史的患者，即便检查后确定有痔疮存在，医生还是会建议做粪便隐血检查。这是用来检查粪便中"隐匿"的红细胞或血红蛋白、转铁蛋白的一项试验，对消化道出血患者而言，这是一项非常有用的诊断指标。粪便隐血是消化道异常的早期预警，当消化道出血量较少时，粪便外观可无异常改变，肉眼不能辨认，而粪便隐血检查可以用最简单的方式发现消化道恶性肿瘤（如胃癌、大肠癌）。通常，痔疮患者在没有便血的状态下做粪便隐血检查，结果都是阴性的。如果粪便隐血检查结果出现阳性，或者患者年龄为 40 岁及以上、以往有消化道息肉等肿瘤家族史、近 3 年内没有做过肠镜检查，那么建议做肠镜检查，排除消化道其他病变的可能。

痔疮出血的自我防护

如果肠镜检查结果提示正常，仅仅发现痔疮出血，那么日常要注意预防痔疮发病。可采取以下防护措施：注意饮食忌口，不吃或少吃辛辣和热性食物，如羊肉、荔枝、桂圆、榴莲等；避免过度疲劳，不要久坐、久站、经常熬夜等；容易便秘或腹泻的人群要进行相应治疗，以免诱发痔疮出血；如果出血，可在医生指导下选择药物治疗，目前有很多中西药物能很好地缓解或消除痔疮出血症状。

◆ 第八计　如释重负

避免增高腹压的行为

腹压增高会加重痔疮、直肠黏膜内脱垂、盆腔脏器脱垂等疾病，中老年人尤其是多次产育的女性，平时应避免腹压突然增高的行为，如用力排便、用力咳嗽、搬举重物等。锻炼身体时，也应避免导致腹压增高或持续向下用力颠簸的运动，如蹦跳、负重深蹲、仰卧起坐、长时间跳广场舞等。过度练习使腹部压力增高的运动，不但起不到锻炼效果，反而会出现或加重肠道症状。

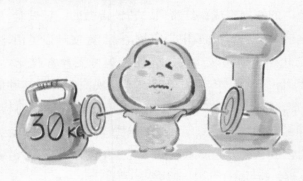

★ 肛门口有"球"，痔疮"当道"

　　肛门口一侧突然出现一个光滑的包块，从米粒大小到鸽蛋大小不等，表面光滑，质地中等，活动度小，疼痛剧烈或仅有酸胀、异物感，按压则疼痛加重。遇到这种突如其来的肿块和疼痛，很多人会担忧甚至恐惧：我是生肿瘤了吗？其实，这种情况多为痔疮所致。

　　除了前文介绍的内痔脱出外，外痔更易发生这类情况。外痔是发生于肛管齿状线以下的痔疮，根据组织来源不同，可分为结缔组织性外痔、静脉曲张性外痔、血栓性外痔和炎性外痔等。所有类型的外痔中，只有血栓性外痔的发作，会成为患者到急诊就医的原因。倒不是真的疼痛到无法忍受，而是不知道这个突然出现的"肉球"是什么。如果以往没有发作的经历，大部分患者会担心，甚至将其与肿瘤等恶性疾病联系起来，越想越怕，越怕越疼，于是赶紧去医院。

其实，血栓性外痔是以往有痔疮的患者或健康人群在腹压突然增高的情况下，如用力排便、锻炼时深蹲、用力举重物，甚至有些人在猛烈打喷嚏时，导致内痔出血，血液在肛周皮下淤积成的一个包块。类似头部撞击硬物后，出现的淤血包。根据出血量的多少，包块的大小不同；根据出血部位的深浅，症状轻重不同，离皮肤越近，疼痛越重，反之则仅有酸胀或异物感。

血栓性外痔的治疗通常并不复杂，如果血栓较大，疼痛严重，发病在48小时内，可以选择到医院肛肠科进行血栓摘除手术；如果血栓较小，疼痛较轻，出现时间超过48小时，可以考虑保守治疗。具体方法如下：保持大便松软、通畅，饮食清淡，口服静脉增强剂减轻水肿，超过48小时后可外用中药、温水坐浴，并涂痔疮药膏。通常7～10天，血栓会慢慢被吸收，留下一个小小的皮赘。

第九计　伺机而动

选择合适的手术时机

有些患者不愿意接受肛肠手术，有些患者则期望尽快手术解决病痛。是否需要手术，或者何时适合手术，都要根据病情和患者身体状况等多种因素综合判断。患者应听取专科医生的建议，选择合适的手术时机，不要一拖再拖，也不要急于手术。

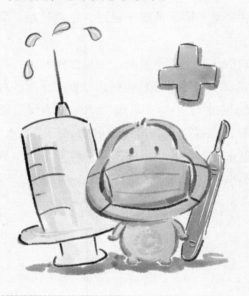

★ 解析痔疮手术七大疑惑

人到了一定年纪，痔疮症状反复发作，会产生很多困扰。如果采用药物保守治疗，病情时常反复；如果采取手术治疗，网络上搜索一下，都是可怕的照片和痛不欲生的术后恢复经历，以及一些似是而非的介绍。于是很多人对术后可能出现的疼痛产生巨大的恐惧心理，望"术"却步，一拖再拖，病情越来越重。更让人困惑和担心的是：痔疮手术的方法那么多，要如何选择？万一手术不成功，会怎么样？术后会不会复发，需不需要再手术吃二次苦？

常常有患者抱怨：预约等了几个月，排队排了大半天，轮到自己看病时天色已晚，后面还有一大堆患者等着。等医生做完检查，一通交流之后，还有满肚子的问题，医生还没回答完，自己也不好意思再问了。可毕竟是手术，那要怎么办呢？接下来，我就和大家聊聊，如何抓住重点，了解与手术相关，同时也需要患者注意的一些问题。

（1）哪些情况需要手术治疗？

痔疮的治疗主要分为两个阶段：第一阶段是药物保守治疗，通过饮食调理和改变不良生活习惯，以及出现症状的时候对症用药等方法，能够缓解痔疮诸如便血、脱出、疼痛、瘙痒等症状，使其进入缓解期；第二阶段是保守治疗无效的情况下，选择手术治疗来消除痔疮的症状。

所有痔疮的治疗方法都以缓解或消除症状为目的，如果患者并不觉得痔疮影响生活质量，症状不严重，通常情况下，只需要注意日常生活起居、饮食、运动等，并不需要特别治疗，更不需要过早的手术干预。部分人群随着痔疮症状逐渐加重和频繁发作，在保守治疗无效的情况下，最终可能需要手术。那么，哪些人需要手术治疗呢？在药物保守治疗及生活调理都兼顾的情况下，患者如果出现以下几类情况，可考虑手术治疗。

❶ 短时间（1～2周）内频繁出现，或者长期反复出现无痛性便血，血液点滴而下或呈喷射状，出血量较多，药物保守治疗无效，已经出现轻度或中度贫血。

❷ 每次排便后都感觉有一团小肉（痔疮组织）脱出肛门外，需要休息一段时间后才能缩回肛门内，甚至走路过多或疲劳时也会出现。尤其是在不注意饮食或腹泻、便秘之后，脱出物难以缩回，伴有剧烈疼痛、流血，这种急性发作症状出现过1～2次。

❸ 已经有较长时间或较严重的便血、痔疮脱出等情况，计划一年之内怀孕的初产女性；或者有生育经历，且在妊娠期间或产后痔疮发作，如今

打算怀二胎或三胎的女性。

❹ 除痔疮外，还伴有肛瘘、肛裂、肛乳头肥大等其他肛肠疾病的患者。

（2）哪些情况不宜立即做手术？

有些患者的痔疮已经符合上述手术治疗的条件，却被医生告知暂时不能进行手术，这是怎么回事？

其实，痔疮手术与其他手术一样，对患者的整体健康状况有一定的要求。患者如果打算做痔疮手术，一定要在术前告知医生自己罹患的其他疾病，以及正在使用的药物，以免发生手术意外或术后出现伤口无法愈合等情况。比如：长期服用抗凝药物，如阿司匹林、华法林等；近期进行过心脑血管手术；有严重糖尿病，血糖控制不理想；有血液病等其他严重的内、外科慢性疾病；等等。这些患者均不宜立即进行痔疮手术，须先将病情控制稳定，且在医生允许的情况下停用抗凝药物后，方能采取手术治疗。

（3）治疗痔疮的手术有哪些类型？

痔疮的手术治疗经历了近200多年的演化和发展，已经非常成熟。如果手术方式选择得当，一般均能取得较好的疗效。自始至终，国内外医生都在努力追求的是术后的无痛或少痛，以及加快术后伤口的愈合。

随着科技的发展、医疗器械的进步，近百年来衍生出不下数十种痔疮手术方法，主要分为两大类：一类是主要针对痔疮进行治疗的手术，如胶圈、弹力线套扎术，硬化剂、软化剂注射术，红外线、激光照射术，内痔结扎、外痔剥离开放术，内痔结扎、外痔剥离闭合术，等等；一类是主要针对痔疮上黏膜或血管进行治疗的手术，如多普勒超声引导下痔上动脉结扎术、痔上黏膜环状切除术、痔上黏膜选择性切除术等。

（4）怎样选择手术方式？

经常有患者提出这样的问题：哪种手术方式最好？试想，如果有一种手术方式明显优于其他手术，就不会存在那么多种手术方式皆被临床应用的情况。究其原因，就是这些手术方式都有各自的适应证和可能出现的并发症。所以，目前学术界提出的治疗标准叫做"定制"手术，也就是为每位患者选择适合他的个性化手术方案。

那么对于患者来说，难道就没有主动选择权了吗？答案其实是否定的。任何一个手术方案的制定，都需要医生与患者（或家属）共同商议，并且获得患者及家属确认。但是，医生和患者关注的重点可能不同，患者在与医生交流病情、探讨手术方案时，要注意以下几个重点。

❶ **交流病情时，患者要清楚地表达自己的主要需求。**

打个比方，如果我们去购车，不会花很多时间与商家讨论车是如何制造出来的，但我们一定要知道自己买车的主要目的是什么，然后选择符合自己需求的车。同样，患者与医生讨论手术方案的时候，也不要在有限的时间内反复向医生询问过于专业的问题，比如跟医生探讨痔疮是怎么形成的、每种痔疮手术的特色是什么之类的。应该明确告诉医生自己的治疗需求是什么，即主要被什么症状所困扰，例如便血、脱出、坠胀、瘙痒、多余的皮赘、腹泻、便秘等，而不是简单地描述为痔疮。

需要指出的是，痔疮是一种以无痛性便血、便后有物脱出肛门外为主要症状的良性疾病，但便血和脱出并非痔疮所独有。即便是以往就医时医生曾明确诊断为痔疮，再次就医时，特别是更换医生的情况下，先不要自我诊断并告诉医生自己是来看痔疮的，否则容易使一些医生产生先入为主的印象。万一随着时间的推移，出现了其他疾病导致便血、脱出，容易误诊或者漏诊。

总之，患者与医生交流病情时，要清楚表述困扰自己的问题、希望医生解决的主要症状。医生就会从他的专业角度出发，有的放矢地告诉患者：哪些症状是可以通过手术治疗的，哪些症状则无法手术解决。例如：腹泻、便秘、瘙痒等症状，如果不是痔疮引起的，手术后可能无法改善，还是需要其他药物辅助治疗；而便血、痔疮脱出、多余的皮赘等是可以通过手术解决的。

❷ **探讨手术方案时，患者要了解并发症风险。**

当医生提出某种手术方式的时候，患者一定要问清楚：这种手术方式可能出现的短期和长期并发症有哪些？如果不成功，最坏可能出现哪些并发症？有什么相应的解决方法？如果其中有些并发症是患者无法接受的，那就不能选择这种手术方式。比如前文介绍的痔上黏膜环切术，一些可能出现的并发症（如术后排便困难、排便次数增多、尿潴留等）有很强的个体化差异，即便排除手术本身的问题，医生在术前也很难预判。如果其中某个并发症是患者完全无法接受的，哪怕是极小概率出现，也要拒绝这种术式，以防万一。

❸ 选择手术方式时，患者要信任自己选择的医生。

痔疮手术有很多不同的方法，这些年随着一些新技术、新设备的推广和运用，出现了多种不同的手术技术、器械和能量平台。单单外痔就有不下七八种分类，内痔也有 4 个分期，每个患者个体差异及病情不同，排列组合之后，就会出现很多治疗方案。即便是同样的痔疮手术，也会因为个体差异而出现不同的方案。一种术式不能"包打天下"，不同手术方式并存，恰恰说明每种手术方式都有它适合的患者群。不要说一般的患者无法了解这些方法的差别，即便是医学专业人士，非肛肠病专业者很多时候也是一头雾水，无从选择。

如果在就诊的时候，患者带着一堆自己在网上学到或看到的问题去跟医生探讨手术方式的选择，往往是浪费时间的做法。因为医学知识水平不对等，医生没法在有限的时间内使患者清楚理解这些术式的利弊，患者也无法基于自己的知识来判断哪种方法适合自己。而且，不同医生熟悉的术式也是有差别的。与其如此，还不如在就诊的时候，通过与医生的充分交流，找到一位自己能够信任的医生，然后积极配合治疗，争取早日痊愈。

（5）痔疮手术前为什么要做肠镜检查？

痔疮患者很大一部分有便血症状，如果是无痛性便血，临床上诊断是否痔疮出血并不困难。难就难在，还需要排除结肠左半段或直肠部分是否同时存在其他导致出血的病症。例如结直肠癌、溃疡性结肠炎、孤立性溃疡性直肠炎、结肠息肉等多种结直肠疾病，也可能导致便血。很多真实的病例证明，部分有上述病症的患者，同时也有较严重的痔疮，随着上述疾病的慢慢加重，也会诱发痔疮出血。

如果术前不做肠镜检查，一旦术后仍旧便血不止，还是需要做肠镜检查。如果在伤口未愈合的情况下进行检查，可想而知，会加重对伤口的刺激，增加患者痛苦的同时，也耽误了病情。因此，在有条件做肠镜的情况下，因便血来做痔疮手术的患者，尤其是年龄大于40岁或有消化道息肉等肿瘤家族史的患者，医生一般都会建议其做肠镜检查；年轻患者如果怀疑有其他疾病，也需要在术前进行肠镜检查。

（6）术后疼痛难忍怎么办？

不少人对痔疮手术后的疼痛有所耳闻，网络上有不少传言，痔疮手术后每次排便生不如死。这些关于"剧烈疼痛"的描述，吓退了一大批得了痔疮、需要手术的患者。无论是做哪一种类型的痔疮手术，单纯希望通过手术器械或手术方法来杜绝术后疼痛，目前的医疗技术水平确实无法完全达到要求，术后患者或多或少都会有一些不适或疼痛出现。

相对而言，器械治疗的疼痛会较轻，包括单纯单个内痔分次胶圈、弹力线套扎术，硬化剂、软化剂注射术，红外线、激光照射术等方法，可以在局部麻醉或不麻醉的情况下操作，术后恢复也较快。很多医院可在日间病房进行该类治疗，有些患者在治疗后第二或第三天就可以正常上班。但相对传统意义上的手术而言，器械治疗主要针对有便血的Ⅰ期、Ⅱ期痔疮患者，它的疗效也较手术效果差，平均疗效维持时间短则6个月、长则3～5年，痔疮症状会再次出现。

传统内痔结扎、外痔剥离开放术或闭合术的疗效比较确切。一般内痔手术后比较难受的阶段主要有两个：第一阶段是在手术后的当天，有些患者需要在肛门里留置一片纱条，用以观察伤口是否出血，由此会产生肛门坠胀的感觉。年老的患者如果坠胀严重，可能会出现一过性排尿困难，有些甚至需要导尿。第二阶段是术后4～10天，这是内痔脱落的阶段，排便和换药时会产生疼痛和少量出血。针对上述情况，目前正规医院都有规范的围手术期治疗方法。例如：术中麻醉剂、中长效止痛剂，以及术后止痛片、止痛针、镇痛泵的使用，可缓解疼痛；中药外敷、热敷熏包、穴位敷贴、坐浴等中医外治疗法，可促进康复；中西医结合药物口服治疗，可缓解痉挛，帮助排尿，改善术后水肿，软化大便或预防腹泻；等等。这一系列行之有效的方法，能够大大改善和减少术后可能出现的疼痛、出血等并发症。

主要针对痔疮上黏膜或血管治疗的方法，术后疼痛会较传统手术轻一些，但失败的概率及出现不可控并发症的概率也会较传统手术高一些。

总之，随着医疗技术的发展，痔疮手术后的疼痛都可以控制在患者能够承受的范围内，并不像传说中那么可怕。

（7）手术后痔疮会复发吗？

常常会有患者询问：手术后，痔疮是否还会复发？其实之前介绍过，痔疮是一种退行性病变，患者平均在40岁左右发展到可能需要手术的程度，术后如果改善生活习惯，注意饮食和休息，避免腹泻、便秘，通常不会再有严重的痔疮症状出现，所以大部分痔疮患者一辈子只会经历一次手术。也有部分患者存在先天性家族遗传因素，再加上后天生活习惯不佳、嗜食辛辣刺激食物等，那么术后10年甚至更短的时间内，新的痔疮症状又会出现，可能会需要进行第二次手术。

综上所述，痔疮是一种良性疾病，它不会癌变，但会影响生活质量，严重者会因为大量出血而危及生命。术后疼痛在所难免，但现代医疗技术已经能够很好地把疼痛等并发症控制在安全、患者可接受的程度。所谓长痛不如短痛，如果患者真的深受痔病困扰，还无法下定决心是否接受手术，那么可以对照之前介绍的手术适应证进行初步评估；如果符合手术条件，还是早点找位信任的医生，接受手术治疗。

◆ 第十计　用进废退

●─── 适当活动有利于功能康复 ───●

中医认为"久卧伤气"，长时间卧床会让人更"虚"，反而觉得没精神、没力气。气血无力运行，排便功能亦会下降。适当活动则有利于功能康复，使气血运行顺畅，排便也容易些。痔疮手术后应早期下床活动，促进肠蠕动，尽快恢复正常排便规律。

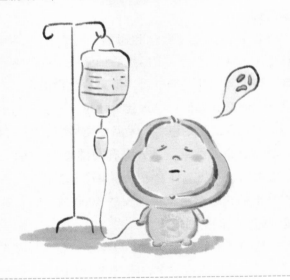

★ 术后做好四项管理

每年都有很大一批患者经历痔疮手术，术后排便时的剧烈疼痛成为很多患者的噩梦。伤口愈合过程中还会遇到出血、渗出液较多、肛周瘙痒等问题，加重患者的焦虑情绪。在家如何进行伤口护理和饮食调理，才能降低排便刺激，将疼痛程度降到最低，促进伤口愈合呢？

器械治疗术后的患者恢复较快，通常1周后都能回归基本的日常生活和工作。手术治疗的患者完全恢复平均需要1个月左右的时间，主要是因为痔疮脱落后的伤口为有菌伤口，患者每次排便时都会有部分粪便摩擦、污染伤口，所以恢复速度不如腹腔等封闭部位的无菌伤口来得快。但直肠肛门本身有很强的抗菌能力，免疫力正常的人群，如果术后注意饮食清淡，保持大便软化，充分休息，按时坐浴、换药，定期复诊，避免过度疲劳和暴饮暴食，通常随着时间的推移，症状会完全消除，伤口逐渐痊愈。术后具体护理措施，主要包括以下几个方面。

（1）排便管理

手术后，患者要保持大便软化和通畅，既要避免腹泻，也要避免便秘。有些日常排便正常的患者，术后担心排便引起肛门疼痛，故而不敢吃东西，或吃得比较少，尤其是纤维素含量高的食物摄入量太少，使肠道里没有足量的食物残渣形成粪便，导致几天才排一次便，这个时候粪便就容易干结。那些术前就有便秘的患者，术后更要适当活动，保证一定饮食量的同时，还要吃足够量的蔬菜、水果等有助排便的食物，如香蕉、黄瓜、番茄、生梨、黑木耳、酸奶、蜂蜜等。如果还不能解决问题，应当在医生指导下，口服乳果糖口服溶液、聚乙二醇4000散、膳食纤维补充剂、麻仁软胶囊等缓泻药，以润肠通便。

相反，有腹泻的患者要及时纠正，以免术后腹泻导致伤口愈合缓慢或形成肛门狭窄。腹泻的原因有很多，除某些手术因为有吻合钉残留引起急便感外，基本上跟肛肠手术没有关系，而与肠道疾病、肠道功能有关。术后要注意合理饮食，忌辛辣、生冷、油腻、奶制品等刺激性食物或"滑肠"食物；可以在医生指导下服用温和的调理肠胃的中成药或益生菌、美沙拉秦肠溶片等，促进胃肠功能恢复，缓解腹泻。一般应在术前进行肠镜检查，以排除肠道疾病，明确病情。

（2）疼痛管理

很多患者将术后排便视为畏途。为了把疼痛程度降到最低，建议患者排便前先用温水或中药坐浴，浸泡3～5分钟，使肛门口肌肉松弛，便于粪便排出；便后再次坐浴 5～10 分钟，既能起到清洁消毒、活血止痛的作用，又能有效地缓解因粪便刺激创面可能引起的疼痛和痉挛。此外，患者也可以在医生指导下，排便或换药前适当口服复方对乙酰氨基酚片、在肛门口涂搽奥布卡因凝胶或酒石酸布托啡诺鼻喷剂等，以缓解疼痛。

（3）换药管理

痔疮术后，患者应每周去医院复查 1 次，医生会根据创面情况给予相应处理。其余时间，则需要患者在家里自行上药。一般情况下，患者每天排便 1～2 次，排便后经过坐浴清洗，可以自行换药一次。如果伤口分泌物较多、气味重，应当增加换药的次数或多更换几次伤口外面的敷料。

患者需要注意：换药前应把肛门部的粪便、分泌物清洗干净；清洗伤口时，必须动作轻柔，可借助工具用适当水量轻轻冲洗，然后用中药温水坐浴（水温不宜超过 40℃）；坐浴后，用干净、柔软的毛巾轻按肛门处，将水吸干；可以用碘伏擦拭创面来消毒（不要用含酒精成分的消毒剂）并擦干，然后在伤口上涂油膏或敷其他药物；必要时，还可肛塞消炎止痛的栓剂，再盖上无菌棉块或纱布。需要提醒的是，患者在换药过程中，如果发现伤口出血不止，可以用叠好的小棉块紧紧压在创面上，持续压迫 10～15 分钟；如果不见好转，应立即去医院就诊。

伤口换药在外科手术治疗中是一项既简单又重要的工作。它对于手术治疗效果的好坏、伤口愈合的快慢，均起着十分重要的作用。作为一名患者，一方面，要注意保护肛门的手术创面，按时换药；另一方面，要调节饮食，充分摄取蛋白质、脂肪及维生素等营养物质。如果患者体质及营养状况较差，或大便不调（便秘或腹泻），都会影响伤口的愈合。

（4）作息管理

肛肠手术后，患者早期下床活动，可促进肠道蠕动，恢复正常排便。但术后 24 小时内，还是建议尽量卧床休息，除非患者需要起床如厕，以免术后过早活动引起创面出血或渗血。有些患者会有疑问：卧床休息时，应该左侧卧还是右侧卧、平躺还是趴着呢？其实体位和姿势并不重要，自己觉得舒服就行。但在变换体位的时候，要注意动作缓慢。

中医认为"久卧伤气"，长时间卧床会让人更"虚"，反而觉得没精神、没力气。术后虽不必一直卧床，但前 2 周内，患者应适当减少活动，以防止出血的发生。痔疮术后恢复过程中，应避免过多的活动和摩擦，避免剧烈运动，否则对创面早期愈合有妨碍。一般术后 1 个月，根据伤口愈合情况，可逐渐恢复正常体育锻炼。

总之，术后正确的护理可以减轻患者的痛苦，加快康复，早日消除"后顾"之忧。

◆ 第十一计 因势利导

有便意时，可用蜂蜜栓协助排便

出自中医经典《伤寒杂病论》的蜜煎导方（蜂蜜栓）是一张千年古方，可用于治疗便秘。书中记载："阳明病，自汗出，若发汗，小便自利者，此为津液内竭，虽硬不可攻之，当须自欲大便，宜蜜煎导而通之……以内谷道中，以手急抱，欲大便时乃去之。"

孕产妇、老年人及婴幼儿便秘都可以使用蜂蜜栓，安全性高。需要注意的是，应在患者想要排便时使用，因势利导，使大便顺畅地排出。

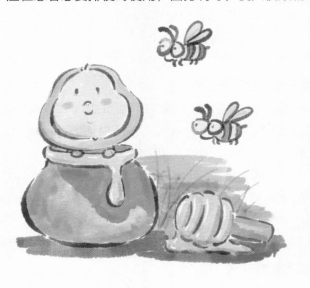

★ 痔疮为何青睐准妈妈

肛肠科经常会遇到较年轻的女性痔疮患者来看病，医生询问病史后发现，很多女性的发病与妊娠或分娩有关。这些女性怀孕前往往没有任何痔疮症状，后来随着妊娠时间增加，逐渐出现症状。事后回忆起当初发作时的情形，有些女性描述："比生孩子还痛苦百倍。"我国放开生育政策后，怀孕后痔疮发作的患者也越来越多。文献显示，女性孕期患痔疮的概率通常在 7.9%～38%，产后则有约 20% 的女性会出现痔疮症状。有时，痔疮发作的痛苦程度确实要胜过分娩本身。

孕妇痔疮发作的预防和治疗可在肛肠科或妇科开展，两个科室之间有时缺乏交流。有些妇科医生因为不知道如何使用肛肠科药物，会让患者忍耐；有些肛肠科医生不太了解什么药物可能导致流产或早产，也建议患者忍耐。于是，孕期痔疮发作就成了一些准妈妈痛苦的梦魇。其实，有经验的肛肠科医生对孕期痔疮发作的预防和治疗通常都有一定的了解，能够在不影响胎儿的情况下给予正确的指导。同时，准妈妈们学习一点基本的防护知识，也可以解决很多问题。

准妈妈为什么容易得痔疮

原来，女性在怀孕期间（通常在怀孕的第三阶段，即第 29 周至分娩），由于增大的子宫持久压迫直肠，致使局部静脉血液回流不畅，淤积在肛门直肠部位，从而引起痔疮；同时，孕妇雌激素水平上升，引起肛垫充血肥大，痔静脉曲张淤血，也容易引发痔疮；加上孕妇活动较少，易致大便秘结，如果排便用力或排便时间过久，会导致肛门周围静脉充血肿胀，形成痔疮。

准妈妈如何治疗痔疮

其实，孕妇患痔疮并不可怕，因为产后随着激素水平逐渐趋于正常，痔疮症状也有缓解的倾向。所以，如果孕期痔疮并不影响正常生活，大可不必过度担忧，只要注意保证大便通畅和软化即可。如果出现便秘，孕妇可以使用的润肠通便药有乳果糖、小麦膳食纤维、蜂蜜栓等，这些都被证明可以安全有效地缓解孕妇便秘，而不影响胎儿健康。如果出现便血、脱出、疼痛等症状，孕妇可以选用复方角菜酸酯栓剂或乳膏，以止血、止痛，改善局部不适；也可以在医生指导下使用黄酮类药物，例如柑橘黄酮等。

需要注意的是，市面上有各种中药成分的痔疮栓剂或乳膏，大多数由麝香、牛黄、珍珠、冰片等药物组成，准妈妈们要慎重选择。其中，麝香有活血散结、止痛、催产、下胎的作用，药理研究表明，麝香还对子宫有明显的兴奋作用，孕妇使用后容易发生流产或早产。同样，以往可以用于痔疮发作时止痛的非甾体抗炎药，在孕期也应禁止使用。如果痔疮症状严重，例如出现急性血栓性外痔等，也可以选择手术治疗。

小锦囊

蜂蜜栓制作方法

❶ 取适量蜂蜜（5～10勺）加入容器内（可选不粘锅），小火煎熬。

❷ 蜂蜜受热沸腾，慢慢变稠厚，冒出的泡泡颜色慢慢变深，熬得越久，水分蒸发越多，成形的蜂蜜栓就会越硬，融化也越慢。

❸ 用一个小碗盛一碗冷水，筷子蘸下蜂蜜，滴一二滴到冷水中，如果蜂蜜立即凝固，就可以开始制栓。

❹ 准备一个容器（如盘子），里面抹薄薄一层麻油（避免倒入的蜂蜜与盘子粘连）。

❺ 关火后，将锅中蜂蜜倒入盘子中，待其慢慢冷却到可以用手触摸而不觉烫手的程度，把蜂蜜搓成长3～4厘米、头部圆润呈锥形的小条；每一条用保鲜膜单独包装，冷藏备用。

使用的时候，取出一条蜂蜜栓，塞入肛门内，保留一段时间，等有了便意，再去排便。

怀孕后如何预防痔疮发生

首先，注意饮食。多吃新鲜蔬菜、水果，如芹菜、白菜、黄瓜、西瓜、猕猴桃、香蕉等；多吃槐花、蜂蜜、核桃仁、酸奶、黑木耳等对痔疮有预防作用的食品；多吃玉米、地瓜、小米等有助于预防便秘的粗杂粮。

不吃辛辣刺激食品，如辣椒、胡椒、姜、蒜等；少吃苹果、葡萄、山药、巧克力；不饮浓茶、咖啡，避免饮酒。

其次，养成良好的排便习惯。每天定时排便，尽量缩短如厕时间，排便不宜过度用力，时间不宜过长，切忌排便时看书、玩手机等。排便后，最好用温水坐浴，以促进局部血液循环，保持肛门清洁。便秘孕妇应遵医嘱口服作用温和的通便药物，切莫乱用泻下药物，以免造成流产。

第三，注意休息。不要长时间站立或蹲坐，坐下时将腿伸出，采取舒适姿势。防止疲劳，保证充分休息、充足睡眠。不要为了顺产而过度行走。

第四，坚持做提肛运动。训练时，思想集中，并拢大腿；吸气时收缩肛门括约肌，呼气时放松肛门。如此反复收缩和放松，每次重复30～50遍，每日训练1～2次。可增强肛门括约肌等骨盆底部肌肉力量，利于排便，预防痔疮。

总之，孕妇虽然是痔疮高发人群，但调理得当，也可以安然度过孕期，顺利生下宝宝。

◆ 第十二计 釜底抽薪

少吃辛辣燥热食物

辛辣燥热食物可生热灼津，耗伤阴血，就像烧水时添加柴火，如果柴火过多，会把水烧干。燥热便秘、痔疮出血者往往津液不足、阴虚火旺，应抽去"柴火"，以免"火势"蔓延，即少吃或不吃辛辣燥热食物，如羊肉、荔枝、桂圆、榴莲等。

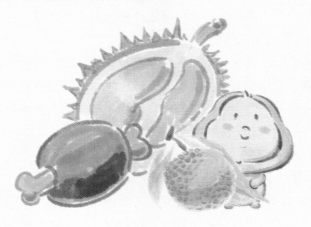

★ 防"痔"出血，规避三"险"

痔疮发病往往与不良饮食、生活习惯有关，可以从以下三个方面着手预防。

避险第一招：饮食避辣

首先在饮食方面，要避免辛辣刺激性食物，如辣椒、酒精等。如果大量饮酒、吃辣，诸如麻辣火锅、烧烤等，这些食物进入体内会刺激肠黏膜，导致黏膜水肿，有些人就会出现腹泻或便秘的症状。同样，这些食物也会加重对直肠末端黏膜的刺激，从而诱使痔疮发病。

此外，容易上火的人群还要限制羊肉、桂圆、荔枝等热性食物和温阳的补药（如鹿茸、肉苁蓉等），以免引起肠燥便秘，或者温补过头、火热妄行而导致痔疮出血。

避险第二招：运动忌累

随着社会发展，人们的生活、工作节奏加快，很多上班族工作压力大，经常加班加点。过度疲劳会使人体气虚，气虚则下陷，容易发生痔疮出血、脱出等病症。因此，再忙再累也要保证必要的休息时间，学会劳逸结合。休息好了，工作质量也能提高。

需要提醒的是，现在有不少人喜欢健身锻炼，想要增强体质。合理的锻炼确实是强身健体的好方法，但要学会适度，以免运动过度导致疲劳，反而会降低免疫力，也会诱使痔疮发作。如果运动后大量出汗，又没有及时补充水分，还容易引发便秘。

避险第三招：坐立勿久

上班族除了要避免疲劳过度之外，还要警惕久坐、久站引发痔疮。因为久坐会影响肛肠部位的血液循环，导致局部血液淤滞，而久站会使静脉血液向上回流困难，也会引起肛肠部位血液淤滞，是痔疮形成的重要危险因素。从事某些特殊职业的人群，例如司机、教师、商店服务员等，长期需要久站，不停地说话，容易导致中气不足；从事长时间坐着工作的财务人员、程序员等也特别容易发生痔疮。因此，长时间站立的人群，也要每隔一段时间走动走动，或坐下来休息一会儿；而久坐工作的人群，在工作之余，要适当调整坐立的姿势，每隔1～2小时起身活动一下。

还要提醒爱搓麻将、打牌、下棋的人，不要经常持续几个小时坐着不动，应该学会"中场休息"，站起来活动一下，促进身体血液流动，避免形成痔疮。

总之，积极预防是可以避免痔疮发病的，不要让这些不良饮食和生活习惯带给您痔疮的难言之痛。

第三章 肛裂

有一种疾病，在排便时产生、被描述为"就像在拉碎玻璃一样"的感觉，接着出现肛门痉挛性疼痛，持续数小时乃至一整天。没有经历过的人，无法真切体会肛裂患者的这种感受。

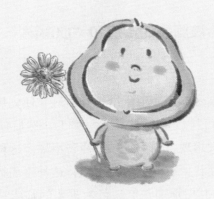

◆ 第十三计 徐徐图之

排便困难，避免过度用力

如果排便时感觉大便特别硬或特别粗，一时解不出，千万不要过度用力，图一时爽快而勉力排出。否则可能导致肛裂，后悔莫及。

正确的做法是：稍微花点时间，让肛门肌肉收缩－放松－再收缩－再放松，反复几次，把大便夹成一个个小块，使最硬的部分缓缓排出。通常，很多久坐不动的脾虚患者，只是第一段大便比较硬、粗，一旦将其顺利排出后，接下来就容易多了。

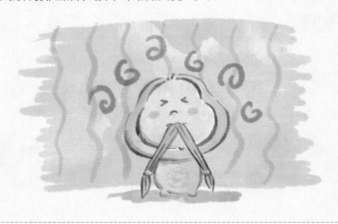

★ 被撕裂的疼痛和"血淋淋"

排便时突然肛门剧烈疼痛，卫生纸擦到血迹，便完疼痛稍微缓解，继而开始痉挛性疼痛，可持续数小时甚至一整天，然后症状缓解。下一次排便时，这些症状再次出现，周而复始，痛苦不堪。这种痛到怀疑人生的感受，是肛裂特有的症状，有些患者甚至会将这种疼痛描述为"在排碎玻璃"。排便时和排便后肛门疼痛是肛裂最为重要的临床特征，常伴有局部瘙痒或便血。

什么是肛裂

肛管皮肤全层开裂，并形成感染性溃疡，称为肛裂。它是一种常见的肛门直肠疾病，为肛肠科三大良性疾病之一。流行病学调查显示，肛裂的发病率为2.19%，占肛肠疾患的4.12%。有临床数据显示，到肛肠专科就诊的患者中，肛裂患者约占14%。

肛裂的主要临床表现为排便时呈刀割样疼痛或灼痛，便后疼痛略微缓解，随后又因为括约肌痉挛而剧烈疼痛，持续数小时甚至一整天不等。究其原因，主要是因为粪便过硬或过粗导致排便困难，肛管的皮肤部分发生机械性撕裂。好比我们有一个纸袋子，然后要把一个大于纸袋口径的物品强行塞进去，自然会在袋口薄弱的地方造成撕裂。肛门靠近尾骨和会阴部有两个薄弱点，就是肛裂好发的位置，一旦撕裂，患者就会出现排便时剧烈疼痛等症状。另外，肛门周围有环状的肌肉包绕，其中被称为外括约肌的部分，属于不随意肌肉（不受人的意识控制的肌肉），如果裂口从皮肤深入到肌肉层，就会导致它不由自主地抽搐痉挛，无法人为控制，一直到该肌肉"疲劳"了，才会停止痉挛，疼痛得以缓解。

通俗地说，不同于一些肛周感染性疾病的疼痛，一旦发生就会持续，肛裂的疼痛特点是：剧烈疼痛-减轻-持续性痉挛性疼痛-缓解。

如何诊断肛裂

肛裂的诊断主要基于症状及局部检查，若有特殊症状或体征，应警惕是否合并克罗恩病、传染性疾病等其他疾病。就诊的时候，医生会通过询问病史、局部视诊、肛门指检及肛门镜检查来确诊。如果发现可疑情况，可能需要进一步采用肠镜检查，以排除肿瘤、炎症性肠病等。尤其是年龄超过65岁的患者，出现非典型症状或异常检查结果时，医生必须排除其他病理因素，比如：肛裂发生在侧方时，需要警惕是否由克罗恩病、结核、梅毒、艾滋病、银屑病等皮肤病或肛管癌等引起，并在开始治疗前进行必要的检查，包括肠镜、局部组织活检等。

此外，腔内超声检查可以评估括约肌形态，多用于肛裂术后复发需要再手术者的术前评估，以及松弛型肛裂的术前评估。

不少患者害怕检查会引起或加重疼痛，其实不必过度担心和害怕，医生会考虑检查刺激产生的疼痛，而采取应对的方法，从而避免检查引起剧烈疼痛。疼痛明显的患者若无法配合医生完成指检等局部检查，医生会使用表面麻醉剂或注射麻醉药后进行检查。

★ 慢性肛裂需要手术治疗

一旦患上肛裂，很多患者在痛定思痛的时候，都会有这样的疑问：这个病要如何治疗？是否一定需要手术？如果保守治疗，是否能治愈？是否会经常复发？

其实，肛裂可分为急性和慢性两类：急性肛裂发病时间较短，主要表现为肛管皮肤单纯撕裂，溃疡色红、底浅，裂口新鲜、整齐，无瘢痕形成；慢性肛裂病程较长，易反复发作，溃疡底深、不齐，裂口边缘有瘢痕形成，并伴有裂口远端哨兵痔（又称裂庤，因肛裂长期、反复刺激所致）、裂口近端肛乳头肥大、内括约肌纤维裸露或皮下瘘形成等，严重者还可能并发肛周脓肿及肛瘘。

鉴别急性肛裂和慢性肛裂的标准有两个：一是发病持续的时间，如果持续发作超过8周，症状无法缓解或治愈，是急性肛裂发展成慢性的一个指标。二是有无并发症，除了排便疼痛以外，如果出现以下情况，则可判断为慢性肛裂：肛门周围靠近尾骶骨或会阴部（通常为疼痛最剧烈部位）出现一小块肿大的皮肤或包块（哨兵痔）；每次排便后都有一个可以活动的、质地中等的小肉球脱出到肛门外（肛乳头肥大）；肛门疼痛部位出现一个小破口，常常会在便后擦拭到一点血迹或脓性分泌物（皮下瘘，即低位肛瘘）。

为什么要这么分呢？事实上，这是给医生提供判断标准，即患者是否还能继续保守治疗，还是要接受手术治疗。一般而言，慢性肛裂患者需要手术治疗。

★ 如何修复裂开的"门"

肛裂的治疗主要有两大类：药物治疗和手术治疗。其中，药物治疗又包括基础治疗和对症治疗。基础治疗适用于所有肛裂患者，手术治疗主要适用于慢性肛裂患者。

基础治疗

通常，无论是急性或慢性肛裂患者，医生都会首选基础治疗。因为肛裂的发生无外乎是粪便过于干结、粗大，或者反复腹泻导致肛门口最薄弱的肛管皮肤被撕裂，久而久之形成一个经久不愈的溃疡。所以，调整大便性状是基础治疗的主要目的之一，也可以说是针对病因的治疗措施。

基础治疗应优先考虑通过调整饮食、运动等生活方式来实现，加强健康管理。比如：饮食方面，应增加膳食纤维和水分的摄入量，建议每天摄入膳食纤维 25～30 克，相当于 500 克蔬菜 +250 克水果 +100 克全谷物和杂豆 +10 克坚果仁，可以防止便秘；运动方面，应适当进行体育锻炼，同时也要保证充分休息，劳逸结合。此外，还要戒烟戒酒、避免摄入辛辣刺激性食物。

如果通过上述自我调理之后，仍旧无法彻底改变粪便性状，医生往往会推荐使用容积性泻药或渗透性泻药，通过软化粪便来减少其对裂口的刺激和损伤，从而减轻症状。容积性泻药通过"锁住"粪便中的水分，增加粪便含水量和粪便体积而起到通便作用，临床上主要应用的是膳食纤维补充剂，如小麦纤维素颗粒、甲基纤维素等。渗透性泻药具有高渗性，可增加肠道内水分（故而有时也被归类为容积性泻剂），从而刺激肠蠕动，帮助排便，主要为不被吸收的糖类或糖醇，如乳果糖、聚乙二醇、山梨醇等。这些泻剂可减轻排便时粪便对裂口的刺激和损伤，有助于减轻症状，促进创面愈合。

此外，对于便秘引起的肛裂，还可使用中药通便。一般可选用滋阴降火、行气润肠的中药内服，包括汤剂和中成药。

对症治疗

除上述基础治疗措施外，还可以采取一些对症治疗措施来缓解症状，改善病情。医生常会推荐使用温水坐浴，可以减轻肛门括约肌痉挛，从而缓解疼痛，并改善肛门部血液循环，有助于防治肛裂。目前，国内外关于肛裂治疗的共识文件中都包含坐浴疗法，这种方法不仅可以改善患者的局部卫生状况，还可以缓解部分患者的症状。

如果尝试了上述方法后，症状仍持续，那么接下来医生会推荐使用药物治疗。国外常用含硝酸甘油或钙离子拮抗剂类的软膏来治疗肛裂，国内虽然也有这类药物，但并不常用，因为它们都有一定副作用，如引起头痛等。在这种情况下，中医治疗可以弥补不足，有助于改善肛裂的局部症状，促进裂口愈合，防止局部感染。针对肛裂溃疡，中医有不同剂型、不同用法的内服和外用药物。例如：出血者，可以使用以三七为主要成分的中成药止血；疼痛或局部感染者，可以使用清热解毒、活血化瘀、利湿消肿的中药熏洗或坐浴，从而促进创面愈合。此外，局部外用含有中药成分的栓剂、油膏、散剂，对促进裂口愈合、预防或控制感染均有一定疗效。

如果进行了一段时间的治疗，通常1～2周后，疼痛消失，粪便性状和排便规律恢复正常，大部分急性肛裂患者会就此痊愈。此后，只要注意日常生活调理，就可避免肛裂复发。

手术治疗

然而，还是会有一小部分患者，经过上述治疗后仍旧无效，最终需要手术治疗。一种疾病进展到需要手术治疗的程度，一般都是因为保守治疗无效而采取的办法。通常经过8周左右的保守治疗，便血、便后肛门疼痛、瘙痒等肛裂症状仍旧反复发作，医生就会进行综合评估，考虑是否需要进行手术治疗。

除发病时间外，肛裂三联征（哨兵痔、肛乳头肥大、皮下瘘）、肛门狭窄、肛瘘形成等并发症也是判断是否需要手术治疗的标准。比如：有些患者粪便明显变细，尤其是便秘患者，通常提示可能出现了肛门狭窄，此时也需要手术治疗。

★ 肛裂了，为何还要切开

再小的手术都有可能出现并发症，针对不同患者，为了取得最好的疗效，降低可能发生的并发症，采取什么样的手术方法就显得非常重要。治疗肛裂的常见手术方式主要有肛裂切除术、侧方括约肌切开术及推移皮瓣肛门成形术三种，不同的医疗机构会根据实际情况及病情需要，选择在局部麻醉、静脉麻醉或腰麻下给患者做手术。

肛裂手术是怎么做的

很多人不理解，肛门裂开了，不是应该缝合起来吗？为什么还要切除、切开呢？其实，有些患者肛裂一直无法愈合是因为肛门、肛管皮肤有溃疡，而肛裂切除术就是切除裂口溃疡及其侧缘。有研究结果发现，施行肛裂切除术的患者平均痊愈时间为 7.5 周左右，患者满意度高，并发症少。常见术后并发症是一过性尿潴留、尿路感染、粪便嵌塞。在选择此种手术前，需要排除一些有失禁高危因素的患者，包括既往有慢性腹泻、胆囊切除、多胎妊娠和会阴撕裂史的患者。

对于同时伴有肛门括约肌张力高、肛门狭窄的患者，通常会选择侧方内括约肌切开术，就是切开齿状线以下的部分内括约肌，目的是降低肛门括约肌的高张力。这一术式在促进创面愈合方面有优势，并发肛门失禁的风险很低。但由于在分离内括约肌的高度和厚度方面难以使技术完全标准化，所以医生的经验就显得尤为重要了。

推移皮瓣肛门成形术是切除肛裂纤维化的区域，游离皮肤和皮下组织，覆盖切除肛裂后的缺损，再将其与肛管直肠黏膜缝合。这一术式适用于高龄、多次分娩、产科创伤、肛肠手术后等存在失禁风险，经保守治疗及行括约肌切开术后症状仍持续存在的患者。

总之，医生会根据患者肛门括约肌张力情况和患者的排便情况等，选择合适的手术方式。简单来说，括约肌张力正常的患者宜选择肛裂切除术，张力高、无腹泻症状的患者宜选择侧方括约肌切开术，张力低、肛门松弛的患者宜选择推移皮瓣肛门成形术。

手术后还会痛不欲生吗

手术也是一种创伤，不少患者担心手术后排便还是会痛不欲生。事实上，一般肛裂手术后的疼痛都会比想象中来得轻，因为肛裂发病时的反复剧烈疼痛，使大部分患者的痛阈都比一般人有所提高。相比之下，术后排便时，粪便擦过肛门伤口的疼痛反而不那么剧烈了。其次，术后有一系列完备的镇痛方法，如软化粪便药、止痛片、止痛针、镇痛泵等，消除或大大降低了术后因排便引起伤口疼痛的程度。

此外，在伤口愈合的过程中，中医药治疗再次显示了它的优势。针对开放性有菌伤口，采取主要作用为清热利湿、活血化瘀、生肌长肉的中医药干预，如中药熏洗坐浴、油膏或散剂外敷等，每日便后换药，可以促进创面愈合，加快恢复。

★ 预防要从源头抓起

手术可以彻底治愈原有的肛裂，但并非一劳永逸。如果之后生活习惯不改变，仍有可能出现新的肛裂。最好的治疗是提前预防，为了避免再次发生肛裂，要从源头上进行预防。接下来与大家分享几点最基本的自我防护方法。

❶ **远离辛辣，避免刺激：**饮食上要避免大量食用辛辣刺激食物，以免导致直肠末端黏膜和肛管皮肤充血，降低其"抗裂性"。少喝酒，少吃烧

烤、火锅等容易上火的饮食。

❷ **软化大便，预防便秘：**多喝水，多吃蔬菜、水果，适当运动，以防便秘。可以多吃香蕉、黄瓜、番茄、酸奶等有助于软化大便的食物。

❸ **劳逸结合，注意休息：**日常注意休息，不要过度疲劳，尤其是不要经常熬夜。

如果您在看到上述文字的时候，不幸已经发生了肛裂，那么正确的做法就是尽快去肛肠科找医生诊治，通过药物治疗，调理便秘、治疗急性裂口后，多半都能痊愈。如果病情迁延半年以上，出现了一系列诸如哨兵痔、肛乳头肥大、皮下瘘、肛门狭窄等并发症，就可能需要手术治疗了。

第十四计　合围之势

肛裂、肛周湿疹，可涂抹蛋黄油

天然药物蛋黄油治疗肛裂、皮肤烫伤、湿疹、乳头皲裂等病症，有着悠久的历史，它具有生肌收口的作用。现代医学研究也显示，蛋黄油富含胆固醇、不饱和脂肪酸和多种维生素，主要成分为卵磷脂，有诸多营养作用，如今在国内外都有很多运用和传播。外用蛋黄油是一种没有副作用，却有良好效果的辅助治疗方法。

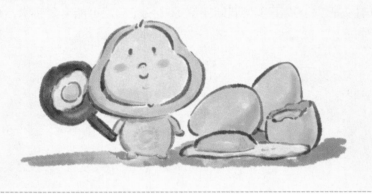

★ 如何应对孕产妇肛裂

家里添丁原本是件快乐的事情，但产后排便时突如其来的刀割样疼痛、便血，便后疼痛持续数小时，甚至一整天，对于原本就身体虚弱的产妇而言，无疑是雪上加霜。既要照顾宝宝，又要担心排便问题，不知道用什么方法治疗可以不影响哺乳，不知道这种疼痛何时是个尽头……这些困扰，给新手妈妈造成生理和心理上的双重打击。如何才能脱困呢？接下来的这些知识，或许可以帮到那些"痛并快乐着"的新手妈妈们。

产妇为什么容易得肛裂

肛裂好发于年轻人，流行病学调查显示，其高峰发病年龄为 43 岁。60% 的肛裂发生于各年龄组的女性，而 20 岁以下的女性肛裂患者比男性多 2 倍以上。约 10% 的女性在分娩后会发生肛裂。那么，产妇为何容易发生肛裂呢？

关于肛裂的发病原因，有很多理论。其中，机械损伤理论认为，排干硬大便或腹泻，会导致肛管解剖学薄弱位置的黏膜撕裂，通常发生在肛门后位，但女性患者中发生于肛门前位者也很多见；血管分布理论认为，肛门后位血液供应不足，容易导致肛裂；括约肌紧张理论认为，患者肛门括约肌在静息状态下仍旧高度紧张，由此导致了肛裂的发生或引发肛门疼痛。尤其在初产后的肛裂患者中，这种高度括约肌紧张很常见。

肛裂是产妇常见疾病，主要与产后激素水平变化导致肛管直肠黏膜充血、组织变脆有关，加上粗硬大便摩擦，引起肛管皮肤开裂而发病，尤其是有便秘或痔疮的女性更易发生。产妇肛裂通常出现在产后的前两个月，且其发病有一定特点，多见前位肛裂伴括约肌张力升高，一般无须手术，只要通过药物治疗就能缓解。

中医学认为，导致肛裂发生的原因主要是：① 感受风火燥热之邪，燥火结于胃肠，灼津伤液，导致粪便干结坚硬，难以排出，患者用力排便而损伤肛门，出现裂口，裂口因便秘而反复加深，久不愈合，遂成肛裂；② 外感湿热邪气，内积醇酒肥甘，以致湿热蕴结胃肠，下注肛门生痈，痈溃不愈而成肛裂；③ 血虚肠燥老人、产后或贫血患者，因血虚不能养肤，肠燥而为便秘，故而发生肛裂。

产后如何预防和治疗肛裂

由于孕产期用药的诸多禁忌，很多药物无法在怀孕和哺乳阶段使用，因此给即将要喜为人母的准妈妈们或初为人母的新妈妈们造成了极大的痛苦和困扰。那么，到底有没有适合孕产妇治疗肛裂的药物呢？目前市面上可以用于治疗孕产妇肛肠疾病的药物非常有限，主要是大部分药物会对胎儿不利。但漫长的怀孕周期，如果疾病持续，那么对准妈妈们来说无疑是一种极大的痛苦。在此推荐一款安全、简便，适合孕产妇使用的传统中医经验方：蛋黄油。出现肛裂的孕产妇可以在局部涂抹蛋黄油，具有生肌收口之效，有助于创面愈合

约 50% 的急性肛裂患者可以通过药物治疗得到治愈，治疗包括常规使用润肠通便药物，局部运用栓剂或乳膏等，可以使创面润滑而逐步痊愈。通常，停止哺乳、月经恢复正常后，95% 以上的产后肛裂都会痊愈，并不需要手术治疗。日常生活中，可从以下几方面加强预防，及时治疗。

首先，饮食方面切记：产后不要过于滋补，注意荤素搭配，尤其对于平时容易便秘的产妇，可以多食香蕉、黑木耳、黄瓜等富含膳食纤维的蔬果，能起到软化大便的作用。若便秘问题仍没有改善，可辅助使用不影响哺乳的膳食纤维或乳果糖等，以软化大便；再选用复方角菜酸酯栓（或乳膏）外用，以促进创面愈合；配合局部外用莫匹罗星软膏或金霉素眼膏，以预防感染。

其次，日常护理方面注意：不要用热水、消毒药水或湿纸巾清洁肛

小锦囊

蛋黄油制作方法

❶ 取 1～3 个鸡蛋，煮熟后，取出，敲碎，去蛋白、取蛋黄。

❷ 锅内加入 3～5 滴麻油，油锅预热，将蛋黄放入油锅，小火加热，并用锅铲逐一碾碎蛋黄。

❸ 约 15 分钟后，蛋黄会稍微变焦，此时可以继续熬制，通常 30 分钟左右，蛋黄未变焦黑，用调羹或锅铲按压后，即可得到蛋黄油。

❹ 用纱布滤除蛋黄渣，将蛋黄油装入小玻璃瓶中，冷却后保存。

使用方法： 温水洗净肛门口后，可以用棉签蘸取少量蛋黄油，涂在伤口上，每日 1～2 次。待创面慢慢收口，疼痛和出血也会随之消失。

适应证： 适合小儿、孕产妇肛裂早期。

门，以免增加肛周皮肤的脆性而导致肛门皲裂。不要在排便后用智能坐便器冲洗肛门，这样反而容易导致肛周湿疹的发生。

最后，心理调护也是治疗的一个重要环节，保持良好的心情和规律的作息，会加快肛裂的康复。产妇在照料孩子的同时，也应当照顾好自己的身体。

需要提醒的是，自行采取的治疗方法持续一周后，如果症状没有减轻，或者反而加重，建议到医院就诊，以免误诊误治。

第四章　肛周脓肿和肛瘘

在大量进食麻辣食物、饮酒或频繁腹泻后，有些人会出现肛门内异物感，症状由轻逐渐转重；继而在肛周肿起一个包块，触摸局部皮肤，温度明显比周围高，且颜色发红；随着病情发展，出现剧烈疼痛或肛门口胀痛，甚至发热。这到底是得了什么病？

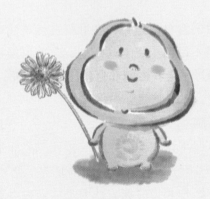

◆第十五计 补阙挂漏

及时填补肛肠"漏洞"

如果出现肛瘘，即使病情缓解了，仍不能掉以轻心。有些患者因害怕手术而拖延治疗，或者好了伤疤忘了疼。殊不知，这个"不定时炸弹"随时可能再次被"引爆"，令患者痛苦不堪，甚至导致更多窦道，使肛管周围"千疮百孔"。因此，肛瘘患者应及时治疗，符合指征者应及时接受手术治疗。

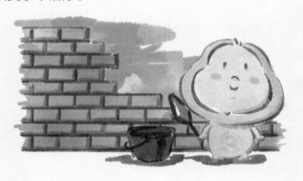

★ "火烧屁股"的痛，谁懂

肛周脓肿是肛肠科的常见病之一，在肛肠良性疾病中，其发病率仅次于痔疮。但很多人如果不是因为患上这个病，之前可能从未听说过这一病名，于是在得病初期错过了自我诊断和自救的最佳时机。

肛周脓肿是怎么回事

肛周脓肿是肛管直肠周围间隙发生急、慢性感染而形成的脓肿，可以发生于任何年龄，尤以 20～40 岁青壮年患者居多，男性多于女性，婴幼儿也可能发生此病。中医称其为肛痈，认为是体内火毒蕴结、湿热壅滞化毒、阴虚毒恋等导致。

通常，肛周脓肿最初的症状都是肛门内出现异物感，解便后略有加重，但不会严重影响生活。很多人会误以为痔疮发作，认为不严重而疏忽大意，又因各种各样的理由而耽误就医，或者自己随便购买一些痔疮药进行治疗。随着局部感染加重，通常在三五天后，肛门旁可以触摸到一个明显的肿块，范围可大可小，疼痛剧烈或胀痛明显，按压的时候疼痛更甚，肿块处皮肤温度比周围高，可伴寒战高热，脓肿破溃后大多会形成肛瘘。

肛周脓肿可通过直肠指检、腔内 B 超等检查方法来辅助诊断。

好端端的，怎么会得肛周脓肿

正常人体解剖结构中，在肛管黏膜与直肠末端黏膜之间有一环状分界线，由肛窦、肛腺等组成，被称为"齿线"。肛腺就像一个个"小喷泉"，在常规状态下，它们会分泌肛门腺液来保持肛门口湿润，以免粗硬的大便擦伤肛门皮肤、肛管黏膜。这些腺体各自都有一个微小的"盖子"，当人们排便时，它们会把分泌腺液的开口"盖"上，以免粪便中的大肠杆菌等病原体掉入这些腺体内而引发肛腺感染。

肠道中存在的一些细菌，通常都只是"过路菌"，会随着粪便一起被排出体外。在极度疲劳，腹泻、便秘，大量食用辛辣刺激食物、过量饮酒的时候，齿线局部会充血、肿大，导致腺体开口关闭不全，这些以大肠杆菌为首的"过路菌"便会由"喷泉"开口处进入腺体内。在无氧状态下，腺体内的腺液是一些厌氧菌的良好培养基，它们会在肛腺内快速繁殖并成为致病菌，从而引发感染，使患者产生肛门异物感、刺痛感等不适。

如果不及时休息、治疗，致病菌会攻破"防线"，顺着腺体"高歌猛进"，逆向进入直肠周围的五大间隙（两个骨盆直肠间隙、两个坐骨直肠间隙、直肠后间隙）中，进一步大量繁殖，导致感染向周围组织扩散，甚至化脓，即进入肛周脓肿阶段。患者会出现肛门周围红、肿、热、痛，或坠胀疼痛等症状，如果感染部位较高，还会出现发热等全身症状。通常，很多患者尤其是初次患病者，会以为是痔疮，而忽视肛窦、肛腺感染的可能，错过了早期阶段的治疗时机，直到进入脓肿阶段才去就医，不仅治疗难度增加，患者经受的痛苦也会增加。

★ 塞药与手术，哪个更"绝"

一旦细菌进入肛腺无氧状态的组织间隙，就会快速生长、繁殖，好比忘了关厨房里的水龙头（水阀），水很快会从厨房蔓延到客厅、卧室，甚至流到楼下的房间。如果不干预，情况就会变得越来越严重。那么，怎样才能彻底断绝这条"水路"呢？塞药和手术，哪种治疗方法更彻底？

出现感染征兆，及时用药治疗

继续拿家里漏水来比喻，如果水刚开始蔓延厨房，就及时关闭水龙头，可能只要稍微清理一下厨房即可，不会导致很大的损失。同样，如果患者肛门内异物感持续超过12小时，要考虑肛隐窝、肛窦感染，应尽快去医院肛肠科检查，早期治疗。

中医有很多治疗肛周脓肿行之有效的药物，诸如金黄膏、玉露膏、银翘清热解毒合剂等，可以把病情遏制在源头。明确诊断后，患者也可以在医生指导下，服用头孢类抗生素，或者在肛门内（约1厘米深处）抹入金霉素眼膏、莫匹罗星软膏等。通常用药48小时后，如果症状消失，那么再持续用药1～2天，就可以避免肛周脓肿的发生；如果症状没有缓解，要尽快就医，采取其他措施避免病情加重。

同时切记：患病期间要注意休息和饮食清淡，不能熬夜、饮酒、吃麻辣食物等。如果伴有腹泻、便秘，患者应通过饮食调理或药物治疗缓解症状，尤其是腹泻，需要尽快控制。

脓肿形成，切开引流让病菌"见光死"

如果错过了早期治疗的时机，病情进展至肛周脓肿阶段，就好比水蔓延到了客厅、卧室等。那么解决问题的方法，除了要关水龙头阻止继续漏水之外，还要把屋子里的水都清除出去，避免进一步损坏房屋主体。

80%左右的肛周脓肿需要手术排脓，将无氧状态的感染腔隙打开，促使脓液排出，从而控制感染。前文介绍过，"漏"到肛腺里的细菌大多是厌氧菌，它们会在无氧状态下把正常的脂肪组织液化变成带有大量细菌的脓液。如果打破这种无氧状态，这些厌氧菌就会"见光死"。通过肛周脓肿切开引流手术将脓液引出体外后，氧气进入感染区域，病情就能很快得到改善。

预防肛周脓肿，从日常饮食生活做起

肛周脓肿的发生通常有较明显的诱发因素，例如：急性腹泻；大量食用麻辣食物或饮酒，食用羊肉、荔枝、桂圆、芒果、榴莲等热性食物；长期熬夜、过度疲劳，导致机体免疫力下降；长时间坐在高温暴晒过的地方，包括汽车、助动车座位；等等。此外，男性雄激素水平变化也是诱发肛窦感染的因素之一。因此，避免上述诱发因素，日常保持大便松软、排便通畅，少吃辛辣刺激食物，劳逸结合，有助于预防肛周脓肿。

★ 上阵"父子兵"，先断谁的"路"

因肛周脓肿就诊的患者，经过手术排脓处理后，医生通常还会告知其一个月之后可能会形成肛瘘，需要第二次手术。这是怎么回事呢？事实上，肛周脓肿会经历三个阶段和一个转归，即肛窦感染阶段、肛周脓肿初期、肛周脓肿中后期，如果没有及时控制，那么90%的患者会形成肛瘘。

认识肛瘘这只"偷粪老鼠"

肛瘘是一种以局部肛门周围摸到条索状硬块，远端破溃形成一个开口，排便时开口处反复流出脓血性分泌物为临床症状的肛周感染性疾病。它好发于中青年男性，常继发于肛周脓肿后。

肛周脓肿经手术引流后，感染腔隙会缩小，组织慢慢纤维化，形成条索状腔隙，一头开口在肛门齿线附近（原发感染灶），俗称"内口"，一头开口在肛门外皮肤处，俗称"外口"。通俗地讲，肛周局部感染导致直肠末端和肛门周围的皮肤组织之间，形成了具有内外两个开口的一条管道，粪便和脓血性分泌物会通过这条管道流到体外，所以肛瘘俗称"偷粪老鼠"。

如果不进行手术治疗，感染会进一步加重，管道可能会不断增多，肛门周围开口处反复出现流脓、流血，还可伴有疼痛等症状，严重影响患者生活质量。

此外，肛瘘有很低的癌变率，一般十年以上反复感染发作的肛瘘，不经过治疗，有极少数可能会癌变。如果短时间内出现肛瘘癌变，通常是将肛周癌误诊为肛瘘了。

"重男轻女"的肛周脓肿和肛瘘

当然，并不是所有肛周脓肿患者都会形成肛瘘。流行病学调查显示，肛瘘患者的男女比例为 6∶1，其中又以中青年男性居多。究其原因，有一种假说认为其与患者体内雄激素水平有一定关系。临床中发现，婴幼儿肛瘘 90% 以上发生于男婴；青春期是雄激素分泌的高峰期，容易导致肛窦局部充血，肛腺开口关闭不全；中青年男性通常有很大一部分工作压力大，日常应酬多，喜食辛辣刺激食物或大量饮酒，容易引起肛门内感染。

此外，有免疫系统疾病、血液系统疾病或内分泌系统疾病的患者，容易发生肛周脓肿，且易继发肛瘘。

肛周脓肿手术，难断肛瘘之"路"

肛周脓肿急性发作患者通过手术切开引流后，症状会慢慢缓解，但疾病并没有根治。打个比方，如果肛周脓肿是"父"，肛瘘就是"子"，不把两者完全消除，还会再次感染形成脓肿，继而造成更多瘘管。那么，有没有可能在进行肛周脓肿手术时，将肛瘘隐患一并消除呢？

肛周脓肿阶段的手术治疗，通常分为一次性根治术或脓肿引流术，而引流之后可能形成肛瘘，需要二次手术。大部分医院肛肠外科会采取分次手术，这是因为，急性发作期的肛周脓肿感染范围大，手术切除损伤的范围可能会较大；同时寻找原发病灶（感染内口）有一定难度，如果不能准确找到原发灶，术后还是会形成肛瘘。而且，每一次根治性手术对控制大便的肛门括约肌都会有一定程度的损伤，在根治疾病和预防肛门失禁之间寻找"平衡点"，是肛瘘手术的一大难点。所以，哪怕"父子"齐上阵，也可分化瓦解，先解决肛周脓肿，感染得以控制后，再解决肛瘘的问题。虽然分次手术花费的治疗时间看似更多，但其对保护肛门功能、预防失禁更有利。

给特殊肛瘘人群的一些建议

前面介绍的肛瘘都是肛腺感染引起的腺源性肛瘘，而有些慢性疾病患者也容易诱发肛周脓肿，或者肛周脓肿是其发病的一种表现，如克罗恩病、血液病、免疫力低下患者等。一旦患病，应及时去肛肠科就诊，通过引流和药物控制，缩小感染范围，从而减轻或消除肛周症状，为治疗原发病提供良好的条件。

★ 不要惧怕肛瘘手术

肛瘘一旦形成，通常无法通过药物治愈，90% 以上患者需要采取手术方式才能根治。网络上铺天盖地关于肛瘘手术的照片和很多患者的哭诉，常常使部分得了肛瘘的患者不敢就医，心情紧张，而拖延治疗有可能会使病情加重。

手术是目前唯一可根治的方法

正如前文所说，因严重漏水导致房屋主体结构损害后，通过清理、通风等方法可控制急性损害，然后再进行室内外损害的修复。这个清理过程需要一定的时间，约一个月后再根据损害情况来决定如何修理。

通常，肛周脓肿排脓后一个月左右会形成肛瘘。肛瘘无法自愈，也几乎无法通过药物保守治疗而痊愈。一旦出现诱发因素，肛瘘内在的开口又会开通，再次导致感染；如果感染反复发作，会加重病情，形成更多、更复杂的管道，大大增加手术的难度。

得了肛瘘一定要手术吗？这是肛肠科医生经常会被问到的问题。

很多被确诊为肛瘘的患者，都希望能有一种非手术疗法可以治愈这一疾病，现实是，以目前的医疗技术还做不到这一点。的确有部分患者在脓肿恢复阶段吸收良好，没有形成肛瘘，但若确诊得了肛瘘，那么手术是目前唯一可以根治的方法。因为纤维化的瘘管一旦形成，口服或外用的药物几乎是不可能将其消除的。

肛瘘感染有"高低"之别

同样是肛瘘这一疾病，由于感染的位置有深浅之别、范围有大小之差，手术难度和方案不同。有些患者只需要进行一次手术，很快就能痊愈；有些患者进行多次手术，数月后才能恢复。

事实上，肛周脓肿除了会感染肛门周围间隙的疏松结缔组织外，还会"穿"过控制肛门排便功能的括约肌部分，向周围蔓延。所以，肛瘘手术需要在保护括约肌控便功能不受影响的前提下，根除那条里外联通的管道。对于一些特别复杂、感染位置高的肛瘘，分次手术的主要目的是为了保护括约肌功能，避免术后出现肛门失禁。

简单而言，肛瘘可分为高位和低位两类，每一类中又有单纯和复杂之分。高位肛瘘的瘘管起始于肛管直肠环（位于肛管直肠交界处的一组组合肌肉束，主要功能是控制排便）以上，低位肛瘘的瘘管在肛管直肠环以下。这一划分方法主要是为医生选择手术方式提供参考依据，以最大可能避免过多损伤括约肌或肛提肌而导致术后肛门失禁。

单纯性肛瘘是指只有一条直行的瘘道，一个内口和一个外口；复杂性肛瘘则有多个开口，存在多条支管，或者瘘道弯曲，包绕肛门两侧，以及女性靠前方位置的肛瘘。

在众多类型的肛瘘中，低位单纯性肛瘘的感染范围小、位置低，手术损伤相对较小，恢复也较快。而高位复杂性肛瘘则手术难度大，为避免术后肛门失禁，医生不得不采取挂线或分次手术的方法，需要较长时间才能恢复。

不同手术方法各有利弊

针对不同类型的肛瘘、不同需求的患者，采取的手术方法也多种多样。主要分成两类：一类是传统手术方法，一类是保留括约肌术式。

传统手术方法包括肛瘘切开术、肛瘘切除术、肛瘘切开挂线术等。这类术式的优点是治愈率较高，适合身体强壮的患者；缺点是高位肛瘘患者术后在挂线过程中会比较疼痛，需要服用止痛药或注射止痛剂来缓解，且肛门括约肌会有一定的损伤，存在失禁的风险，故而要在保证肛门括约肌功能损伤不至于导致失禁的前提下，再考虑根治问题。简单的低位肛瘘手术风险较小，但治疗复杂的高位肛瘘，有时候只能用时间来换疗效了，所以治愈的时间就会较久。

保留括约肌术式包括括约肌间瘘道结扎术（LIFT）、直肠推移瓣手术、肛瘘栓、肛瘘镜、激光等方法。这类术式的优点是对括约肌的损伤小，即便手术失败，也可以再次手术；缺点是无论哪种保留术式，复发率都要高于传统手术，而治疗费用一般都高于传统手术，适合原本就有产伤导致盆底肌肉损伤或括约肌薄弱的女性患者、愿意接受较高失败率者、在经济上能承受的患者。

★ **术后问题先知晓**

肛瘘手术后，患者还需要经历一段时间的治疗和护理，也会产生较多问题。提前了解这些问题，有助于术后康复。

肛瘘手术需要多长时间恢复

肛瘘本身的复杂程度决定了手术的难度和恢复时间。如果说，痔疮手术的改良是为了减轻术后的疼痛，那么肛瘘手术的改良主要是为了降低术后肛门失禁的风险。有的肛瘘患者术后三四周就能痊愈，有的则需要数月，甚至更久时间来治愈。

肛瘘手术后应该如何护理

在国内，大部分肛瘘患者会在中医肛肠科进行手术，主要是因为中医在这个领域有很多优势。手术只是治愈肛瘘的一个关键步骤，术后需要经历较长的恢复期。而且患者每天需要排便，术后护理方面存在很多问题。即便是一台很成功的手术，也不能保证术后恢复阶段不会出现假性愈合，或者伤口再次感染等情况。在中医肛肠科，通常都是手术医生给患者换药，采用中药熏洗、坐浴、外敷、内服等一系列行之有效的术后综合护理方法，有些还会配合针灸治疗进行术后镇痛，促进肛瘘愈合，治疗优势明显。

肛瘘手术后还会复发吗

从理论上说，经手术治疗后痊愈的肛瘘是不会复发的，因为手术处理了引发感染的内口，同时破坏了这个位置的肛窦，最终会形成瘢痕。但人体一般有 8～12 个肛窦肛腺，每一个肛窦都有感染的可能。就好比拔掉一颗蛀牙，并不能保证其他的牙齿不再被蛀。同样，如果没有改变不良生活习惯，还是会导致其他部位的肛周脓肿和肛瘘发生。

实际上，大部分肛瘘患者了解了发病原因后，如果注意日常保护，一旦出现早期肛窦感染的症状，及时用药，就能避免再次发生肛周脓肿和肛瘘。

小锦囊

肛瘘患者日常生活护理建议

❶ 日常生活作息要规律，不要过度疲劳，避免熬夜。

❷ 尽量少吃热性或辛辣刺激食物，避免过量饮酒。

❸ 保持大便通畅，避免经常腹泻。

❹ 一旦出现肛门内不适感、异物感，要及时就医。

◆ 第十六计 敦土利水

● 健脾可以止泻 ●

脾主运化，包括运化水谷精微和输布水液。脾虚，运化功能不足，会导致水湿停聚，水分不能完全被吸收，就容易出现腹泻，称为脾虚泄泻。

脾在五行中属土，土壤不坚实，容易导致水土流失。敦土利水法又称培土制水法，是通过培补脾土来治疗水湿停聚的方法。因此对于脾虚泄泻者，中医常采用健脾的方法来止泻。

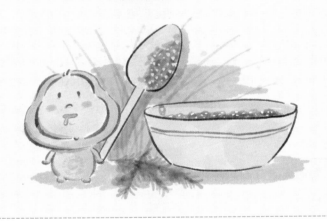

★ 新手爸妈要看好"小屁屁"

新生儿呱呱坠地，全家欢天喜地。然而，有些小婴儿，尤其是男婴，不到一个月就会出现肛门部红肿发热、按压疼痛（按压后哭吵不止）等情况，使家长们手忙脚乱、不知所措。然后带宝宝到医院就诊，医生诊断为肛周脓肿。这对很多新手爸妈来说，是个闻所未闻的疾病。

大多数情况下，医生会给患儿做排脓引流术。但排脓之后，会不会形成肛瘘？如果出现肛瘘，是否需要立即手术？如果反复发作，应该如何护理？一系列问题接踵而至，不一而足。接下来就讲讲关于婴幼儿肛周脓肿和肛瘘的问题。

婴幼儿肛周脓肿和肛瘘要紧吗

肛周脓肿和肛瘘是婴幼儿常见的获得性肛门直肠疾病，通常女婴患病者极其少见，90% 左右为男婴，多发于 1～6 月龄的新生儿。主要症状是肛门周围红肿、硬结，明显触痛，婴儿在排便时哭吵，可有发热、拒食或呕吐等症状。婴幼儿肛周脓肿是良性疾病，只要不是炎症性肠病或其他器质性疾病引起的肛周病变，在治疗和护理得当的情况下，随着婴幼儿年龄增长，一般都能痊愈，不会给孩子成长造成不良影响。

对于没有经验的新手爸妈而言，遇到未知的情况，难免会担心病情对孩子的未来造成不好的影响。其实，婴幼儿肛周脓肿类似感冒、腹泻等比较常见的疾病，在恰当、耐心的护理下可获得痊愈，不会影响孩子的生长发育；不同之处是，肛周脓肿的病理周期较长，甚至可能会迁延数月。

婴幼儿为何会得肛周脓肿和肛瘘

中医学认为，婴幼儿身体娇弱、血气未充、脏腑未坚、稚阴稚阳，易为六淫（风、寒、暑、湿、燥、火六种外邪）侵袭，在病理上有易虚易实、易热易寒的特点。

婴幼儿发生一些消化系统疾病的主要原因在于，其对大肠杆菌的抗御能力较成年人弱。婴幼儿肛周皮肤更加娇嫩，肛门括约肌较松弛，容易被粗糙的尿布擦伤，或引起黏膜外翻而损伤。特别是患腹泻或肛周皮肤湿疹、尿布皮炎时，更容易引起肛周感染而继发肛周脓肿。又因为婴幼儿对感染的抗御能力低弱，对大肠杆菌的抗御能力尤弱，无论是细菌性痢疾、慢性肠炎，还是消化不良性腹泻，一旦受到酸性粪便的刺激，都容易引起肛周皮肤黏膜感染，穿溃出脓而形成肛瘘。有的肛瘘未经及时治疗，或反复感染，可形成多发性肛瘘或复杂性肛瘘。

研究显示，男婴的激素水平容易与其母亲激素水平发生冲突，导致男婴肛周脓肿的发病率普遍高于女婴。因此，男婴的父母在该类疾病上需要给予更多重视。

如何治疗婴幼儿肛周脓肿

其实，婴幼儿肛周脓肿并非很严重的疾病，但是如果得病后不进行肛瘘手术治疗，可能会在未来的 1～2 年内反复发作。

从众多国内外医学研究和笔者的临床经验来看，婴幼儿肛周脓肿和肛瘘有明显不同于成年人的特点。婴幼儿的肛周脓肿大部分都比较表浅，而且在药物治疗（包括切开排脓）后，最终形成肛瘘的概率是很低的，大约不到 10%。即使形成肛瘘，如果护理得当，随着患儿渐渐长大，很大一部分可以痊愈。需要注意的是，在这个过程中，一些患儿经常腹泻或在接种疫苗后，时常会出现一次小发作，即原本已经闭合、缩小的引流口会再次开放、破溃，或者再次出现肛周红肿、出脓等症状。有些患儿会在 2～3 岁时才痊愈。这个过程非常考验父母的耐心及依从性。

婴幼儿肛周脓肿一定要手术吗

目前，国外公认的婴幼儿肛周脓肿治疗方法是手术。而在国内，应用中医药治疗手段，可避免手术。首先，很多外用的中药可在早期消散脓肿、中期提脓祛腐、后期促愈生肌，大大降低了婴幼儿手术比例；其次，婴幼儿肛瘘手术对麻醉的要求比较高，很多医院可能没有相应的麻醉条件，家长也会担心孩子是否能承受这样的手术，故而更愿意接受非手术疗法。

综合来看，手术治疗的优点是比较容易操作，婴幼儿的伤口通常可以无瘢痕愈合，恢复速度明显快于成年人；缺点是婴幼儿要冒麻醉的风险。作为家长，如果没有过度焦虑，而且有条件细心护理，那么可以尝试保守治疗；如果病情没有进一步发展或加重，可以在孩子 2～3 岁后再决定是否要手术治疗。反之，如果家长非常担心，则可以选择有手术条件的肛肠科进行手术治疗。

如何避免婴幼儿肛周脓肿、肛瘘复发

为避免复发，选择保守治疗的父母，首先建议男婴停止母乳喂养，虽然母乳喂养有诸多益处，但对于肛周脓肿男婴来说，可能是一个不利因素。其次，要尽量避免腹泻，可以通过饮食或中药来调理。此外，婴幼儿接种疫苗也可能是导致肛周脓肿再次发作的一个诱因，所以接种疫苗后，要给孩子多喂水、预防性用药等，避免复发。

为何有些患儿不宜手术治疗

上述谈到的都是普通肛周感染引起的肛周脓肿，而有些患儿的肛周脓肿是因某些特殊疾病引起，不宜选择手术治疗。如克罗恩病或血液病患儿，除了肛门周围会出现类似症状之外，还会出现其他一系列与疾病相关的症状，通常有经验的儿科医生都能够明确诊断。如果确诊是克罗恩病或血液病，首先需要治疗主要病症（即治疗原发病），而手术是这类患儿的禁忌。

小锦囊

婴幼儿脾虚泄泻食疗方

婴幼儿脾胃娇弱，容易腹泻，会增加肛周脓肿、肛瘘的发病风险。对于脾虚泄泻的婴幼儿，建议选择一些具有健脾作用的药食两用之品来止泻，推荐以下两款健脾食疗方。

❶ 山药糊：取淮山药粉 9～15 克，煮熟后调成糊状喂服。成人可直接用山药煮粥喝，或者熟薏苡仁泡茶喝，或者每天食用 3～5 颗大枣。

❷ 健脾止泻饮：取炒白术、茯苓、炒六曲、炒麦芽各 9 克，煎服。成人可适当增加剂量。

◆ 第十七计　不立危墙

● 避免诱发肛肠疾病的环境因素 ●

中医认为，上工治未病，预防胜于治疗，肛肠疾病亦是如此。不立危墙之下，远离环境诱发因素，可降低发病风险。

很多感染性疾病的预防强调防寒，而对于肛肠疾病来说，很多时候要防"热毒"之邪。夏季不能在太阳暴晒过的地方久坐，比如一些停放在露天的交通工具（如自行车、汽车）的座椅、户外的石凳等。以免实热之邪侵入体内，导致火毒蕴结肛肠部位，引发肛周脓肿、加重痔疮疼痛等。

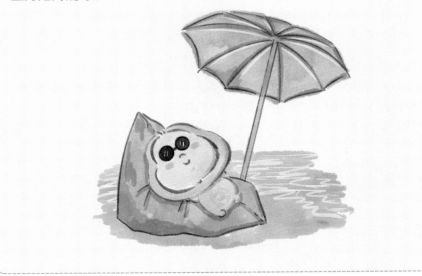

★ 远离"热毒"防脓肿

由于大众普遍对肛周脓肿不甚了解，导致日常不知道如何预防，疾病初发的时候，又错过了最佳治疗时间，最终发展成肛瘘，必须通过手术才能根治。中医根据《黄帝内经》"治未病"思想的总结，强调"未病先防，既病防变，瘥后防复"，体现在这一疾病方面亦是非常恰当的。

肛周脓肿为何夏季好发

肛周脓肿属于中医肛痈范畴，其发病机理是体内火毒蕴结、湿热壅滞化毒、阴虚毒恋导致。预防肛周脓肿，既要防内生之热，又要防外感热毒。不少肛周脓肿好发于夏季，这是因为夏季炎热，气温高，根据中医"天人合一"的观点，气候的炎热会影响到人体的消化功能、循环功能和情绪等，一些中医称为火毒、湿热的病症更容易在夏季发作。

哪些因素会诱发肛周脓肿

除了日常嗜食辛辣刺激食物、喝酒容易导致本病的发生之外，结合现代人的生活习惯，与夏季相关的发病因素主要有以下几个方面：首先，在户外被太阳暴晒过的地方久坐，比如一些停放在露天的交通工具（如自行车、汽车）的座椅、户外的石凳等。被太阳暴晒过的物体表面温度很高，如果不得已久坐其上，当时可能没有特别不适，但其实热邪已经侵入体内，一二天后可能会发生肛窦感染。其次，夏天炎热，人们为了解暑和补

小锦囊

肛周脓肿日常预防知识

❶ 避免过食辛辣刺激食物或大量饮酒。

❷ 避免在太阳暴晒过的物体表面久坐。

❸ 避免因为环境温度忽冷忽热的变化或过食生冷寒凉食物而导致腹泻。

❹ 容易腹泻的人群，如果出现肛门部异常感觉，要及时就医，并在医生指导下用药。

❺ 注意日常休息，不熬夜，不过度运动，以免抵抗力下降。

充水分，会多食生冷瓜果、冰冻冷饮等，脾胃原本虚弱的人群就可能出现腹泻或大便不成形，为肛周感染埋下"祸根"。再次，从一个凉爽的地方突然进入炎热的环境，或反之，也会诱使一些脾胃虚弱的人出现腹泻。而腹泻和肛周局部高温恰恰是肛窦感染的主要诱发因素。

第五章　炎症性肠病

> 炎症性肠病是一组病因尚未阐明的慢性非特异性肠道炎症性疾病，主要包括溃疡性结肠炎和克罗恩病。通俗地说，这是一类自身免疫系统出了问题导致的疾病。

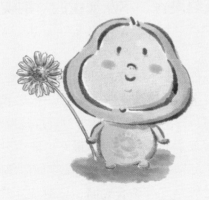

◆ 第十八计 断舍离

● 饮食日记消除"害群之马" ●

断舍离是一种生活态度，不必要、不合适的东西应该断绝、舍弃。饮食也是如此，不适合自身健康的食物也应舍弃。

因体质或疾病原因，有些人食用某些食物后会引起腹痛、腹泻等不适，影响肠道健康。这种情况下，可以通过记饮食日记的方式排查食物因素，揪出"害群之马"，将其从菜谱中移除。

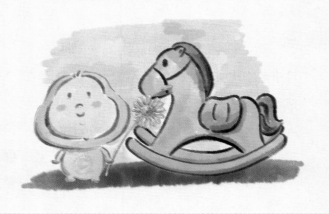

★ 反复发作、不断加重的"痢疾"

溃疡性结肠炎是一种主要累及直肠、结肠黏膜和黏膜下层的慢性非特异性炎症，与病变累及全消化道的克罗恩病同属于炎症性肠病范畴。患者主要表现为腹痛、腹泻、排出黏液脓血便等，且反复发作、不断加重。病变多从直肠开始，慢慢发展到左半结肠，最终可能会发展到整个结直肠。在肠镜下，病变明显处可见弥漫性、多发性糜烂或溃疡等。医生会根据患者的临床表现和肠镜检查结果等综合判断，把溃疡性结肠炎分为初发型、慢性复发型、慢性持续型和暴发型；同时按照病情严重程度，将其分为轻度、中度、重度；或者根据症状，将其分为活动期和缓解期。

近20年，我国溃疡性结肠炎病例数在迅速增加，给患者、家庭和社会带来巨大的精神、经济负担。该病最常发生于青壮年期，发病高峰年龄为20～49岁，男女性别差异不明显，病程多在4～6周以上。

现代医学对溃疡性结肠炎发病机制和治疗虽然取得了长足的发展，但并没有找到长期有效的治疗手段，这与其发病机制尚不明确有关。溃疡性结肠炎的治疗目的是诱导并维持临床缓解及黏膜愈合，防治并发症，改善患者生存质量。

根据疾病的临床表现特点，溃疡性结肠炎可归属中医"泄泻""痢疾""肠澼"等病范畴。病因病机主要与外感六邪、脾胃受损，导致正气亏虚、瘀滞肠络有关。归纳其主要病机为脾胃虚弱、湿热内蕴，久则瘀血内阻、积滞不通，日久则入血致瘀、耗损正气、损伤脾胃，从而出现腹痛、腹泻、便脓、便血等症状。中医中药通过辨证论治，能够较好地控制症状和预防复发。

★ 饮食不当，诱发"溃结"

溃疡性结肠炎容易复发，难以治愈，严重影响患者生活质量。除了正规用药之外，日常饮食喜好会直接影响疾病的复发和加重。无论采用哪种治疗方法，要想取得稳定的疗效，日常饮食调护起着关键性作用。如何正确饮食？很多溃疡性结肠炎患者没有得到相应的正确指导，故而导致不少原本可以避免的复发现象一再重演。

对已经确诊为溃疡性结肠炎的患者而言，无论是在发作期，还是在缓解期，了解饮食宜忌，制定合理的饮食计划就显得尤为重要。虽然疾病不是由饮食导致的，但其症状轻重会受饮食影响，更好地管控饮食，才能更好地控制溃疡性结肠炎病情。下面就介绍一些日常饮食的注意点。

应当避免的饮食

❶ **生冷水果和蔬菜**：生的水果和蔬菜较难消化，易引起腹胀和腹痛；食用煮熟的水果和蔬菜，肠胃更能耐受。去皮水果比没有去皮的水果更易消化。

❷ **辛辣食物**：日常尽可能清淡饮食，如果症状加剧，要禁食辛辣食物。因为这类食物会进一步刺激已经受到炎症刺激的结肠，从而加重病情。

❸ **咖啡、酒精、碳酸饮料**：咖啡和酒精会刺激胃黏膜，建议将它们从"食物清单"中去除。尽量不要饮用碳酸饮料，该类饮料会在胃肠道内产生较多气体，可能加重溃疡性结肠炎的症状。

❹ **加工食品**：避免食用深度加工的食品。乳化剂被广泛用于制作冰激凌、人造奶油、面包和其他许多加工食品，但它可能会导致肠道炎症，进而引起腹泻。

❺ **乳制品**：有些患者进食乳制品后，会导致胃肠道蠕动加快，产气增多，引起肠痉挛，加重腹泻。每天最多喝 2 杯（约 400 毫升）牛奶，或相当量的酸奶、奶酪等其他乳制品。特别是在疾病活动期，患者要进一步减少乳制品饮食。可通过"食物日记"跟踪日常饮食对身体的影响，以便识别乳制品是否适合自己。

日常推荐的饮食方法

❶ **少食多餐**：当症状加重时，建议患者少食多餐。伴有活动期症状的溃疡性结肠炎患者应吃少量流食，并慢慢进食，以避免进食量过大或进食过快而加重胃肠系统的负担。可适当多吃水分含量较高的流质食物，选择低纤维食物，例如藕粉、面条等。如果症状控制不佳，还需要在医生的指导下使用肠内营养剂。

❷ **记录饮食**：不同的患者可能有不同的诱发因素，记饮食日记可以帮助患者找出可能加重溃疡性结肠炎的原因。如果患者每次一旦食用某种食物，例如鸡蛋、番茄等，即出现症状，就要避免食用这种食物，以便更好地控制炎症。对许多溃疡性结肠炎患者来说，找到正确的"饮食清单"就是一个"消除食物"的过程，导致疾病复发的食物，应该将其移出清单，

在此基础上制定个人菜谱。

❸ **多吃鱼肉**：溃疡性结肠炎患者可以多食用鱼类。鱼类含有丰富的 n-3 脂肪酸，可以减轻炎症。例如沙丁鱼、鲑鱼、金枪鱼等，富含不饱和脂肪酸，亦是维生素 A 和维生素 D 的良好来源。

❹ **选择低纤维食物**：低纤维食物易于消化，可以减缓排便，防止腹泻。推荐的食物包括：主食可选择精制白面包、面条和馒头等；蛋白质食物可选择软而嫩的熟肉，如鱼肉、禽肉、猪肉、鸡蛋等；水果可选择没有果肉的果汁、水果罐头、果酱，或者成熟的香蕉、甜瓜、哈密瓜、西瓜、李子、桃子等；蔬菜可选择煮熟的黄瓜、西葫芦、洋葱、菠菜、南瓜、胡萝卜、茄子、土豆等；调味可选择番茄酱、蛋黄酱，以及其他顺滑的调味品等。

总之，饮食管理是控制溃疡性结肠炎复发的重要环节，在医生或临床营养师的指导下，制定合理的饮食方案是个人预防疾病复发非常有效的手段。

★ "结"伴肛瘘，伺机而"动"

一般而言，肛瘘需要手术才能治愈，如果肛瘘患者合并有溃疡性结肠炎，是否还能手术呢？有些肛肠科医生可能不是非常确定，患者就更不知所措了。

溃疡性结肠炎合并肛瘘，手术难度升级

溃疡性结肠炎发作时，患者通常会出现腹痛、腹泻、排脓血便等症状。而肛周脓肿和肛瘘的发病有一个很常见的诱发因素，就是经常腹泻。因此，合并溃疡性结肠炎的肛瘘患者不在少数。

与普通的感染性肛瘘患者相比，溃疡性结肠炎患者的肠道（尤其是直肠、乙状结肠）处于炎症状态下，更容易加重病情，如果进行手术治疗，也容易导致疾病复发和伤口难愈合。但溃疡性结肠炎与克罗恩病不同，肛瘘是克罗恩病的肛周病变之一，克罗恩病患者常常会发生肛瘘，且难以通

过手术治愈，即便手术暂时治愈了肛瘘，仍会复发，导致手术失败。而溃疡性结肠炎患者出现肛瘘，可能只是因为腹泻导致了肛周局部感染。这种肛瘘虽然会随着溃疡性结肠炎的发作而加重，手术难度也可能因该病进展而增加，但不一定会失败。因此，从理论上来讲，合并溃疡性结肠炎的肛瘘手术难度高于普通肛瘘，但低于克罗恩病。

哪些患者可以进行肛瘘手术

其实，溃疡性结肠炎中有很大一部分轻、中度的患者可以通过中西医结合用药来控制临床症状，甚至可以在肠镜检查时见到溃疡处黏膜愈合，如果饮食生活调理得当，可以长期保持在缓解期状态。

一般而言，溃疡性结肠炎不会因为疾病发作而导致已经治愈的肛瘘复发，二者没有必然联系。即便患者再次发生肛瘘，也不太会导致手术治愈的肛瘘复发。因此，溃疡性结肠炎患者得了肛瘘是否能手术，关键在于病情程度、发病部位及整体控制情况。对于轻、中度溃疡性结肠炎合并肛瘘的患者而言，可以通过手术治疗达到根治效果。

手术时机怎么选

普通患者在肛瘘形成之后即可安排手术，溃疡性结肠炎患者则与此不同，需要严格挑选肛瘘手术的时机，寻找最佳的手术切入点，达到"一击必中"。

符合手术标准的情况主要包括：轻、中度溃疡性结肠炎患者经过内科系统治疗，病情处在缓解期，没有腹泻、腹痛、排脓血便，肠镜检查显示左半结肠和直肠溃疡较轻，或者已经达到黏膜愈合，才可以进行手术治疗。在手术过程中，需要使用药物控制溃疡性结肠炎，保证术后伤口能够痊愈，并且避免溃疡性结肠炎复发。这个过程很考验医生的能力。

总之，溃疡性结肠炎患者得了肛瘘，很大一部分人群经过规范治疗达到手术标准的时候，是可以进行根治手术的。但这个过程可能会比普通的肛瘘手术难度更高，需要选择最佳时机，且治愈所需的时间更长，需要有经验的肛肠科医生来完成。

◆ 第十九计　势均力敌

保持肠道菌群平衡

　　肠道中既存在有益菌，也存在有害菌，还有一些中性菌，或称条件致病菌。正常情况下，这些菌群保持着势均力敌的动态平衡，一旦打破平衡状态，菌群失调，则可导致肠黏膜损伤，引发多种疾病。

　　暴饮暴食、过食辛辣刺激食物、吸烟酗酒等不良饮食习惯和生活习惯，以及免疫力低下、滥用药物等都可能导致肠道菌群失调。为维护肠道健康，应尽量杜绝这些破坏肠道菌群平衡的因素。

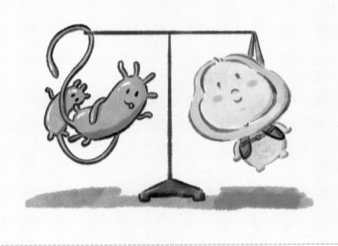

★ 五花八门肛周病，竟是克罗恩病"伪装"

　　说到克罗恩病，大家可能有点陌生，但提起溃疡性结肠炎，可能听说过的人会多一些，好歹知道它是个肠炎。其实，这两种病同属于炎症性肠病的范畴。

什么是克罗恩病

克罗恩病（Crohn disease，CD）是胃肠道的一种难以治愈的特发性慢性炎症性疾病。如果得了克罗恩病，患者的整个消化道，从口腔一直到肛门部，都可能出现溃疡、肉芽肿等病理改变。克罗恩病有终生复发倾向，重症患者迁延不愈，预后不良。克罗恩病早期的临床表现为：患者经常腹痛、腹泻、里急后重、排黏液血便，可伴有体重逐渐减轻等。此外，克罗恩病可出现肛周病变，包括五种情况：皮赘和痔疮、肛周溃疡和肛裂、肛周脓肿和肛瘘、肛管直肠狭窄、肛周癌变。

溃疡性结肠炎的病变局限于大肠，而克罗恩病的病变可累及全消化道，后期会侵犯其他多个系统，出现一系列肠外病变，同时伴有发热、营养障碍等表现。所以一旦确诊为克罗恩病，经过治疗后，患者需要终身监护病情，以免复发或恶化。

哪些人要提早预防克罗恩病

从流行病学调查来看，以往欧美人群的克罗恩病发病率远远高于亚洲人群。随着世界变成"地球村"，人口流动日益频繁，以及我国社会经济快速发展后饮食结构改变、工作节奏加快等变化，克罗恩病的发病率也逐年升高。克罗恩病最常发生于青年期，根据我国统计资料，发病高峰年龄为 18～35 岁，男性略多于女性，男女比约为 1.5∶1。

虽然目前克罗恩病的发病原因尚未完全明确，但容易发病的人群主要有以下几类：第一，免疫功能有问题的人群，例如糖尿病患者及接受大量激素或免疫抑制剂治疗的患者，其免疫系统遭受破坏，可使肠道持续受炎症刺激，导致肠道屏障功能损伤；第二，有家族史的人群，炎症性肠病具有遗传易感性，有家族史的人患病的可能性大；第三，有消化道疾病史的人群，如肠道息肉、慢性胃肠炎等消化道疾病患者。

如何早就医和就对医

如果经常腹泻、腹痛，近期无缘无故地出现明显的体重下降，同时又出现便血、便脓症状，不要讳疾忌医，应尽快去医院就诊，排除炎症性肠病。请不要拒绝医生给出的肠镜检查建议，因为大部分克罗恩病早期的"端倪"可通过肠镜检查发现。

一个友善的提醒是：消化内科或肛肠科都可以诊断和治疗该病，但这两个科涵盖的病种非常多，就医前不妨做些"功课"，看看炎症性肠病是否在该科室擅长的范围内。因为患者一旦确诊为克罗恩病，需要长时间，甚至是终身治疗和监护，找到一名可靠、可信、可以全程监护的医生非常重要。

有些痔疮、肛裂不能轻易手术

说到痔疮、肛裂这两个肛门部常见的良性疾病，按理说，如果保守治疗无效，需要手术治疗。但有些患者需要慎重选择手术时机，比如前文所述溃疡性结肠炎患者；有些患者却不能手术治疗，比如克罗恩病患者。

由于克罗恩病患者的肛周病变可能先于肠道症状出现，因此经常被误诊为非特异性的痔疮、肛裂等，从而进行了手术治疗，造成不可逆的损伤，加重其肛周病变的复杂程度和处理难度。因此，对于已被确诊为克罗恩病的患者来说，进行痔疮或肛裂手术是一个相对禁忌。即便是在患者肠道症状控制良好的情况下，有经验的肛肠科医生也不会贸然选择做痔疮或肛裂手术。

克罗恩病患者的症状轻重不一，且可能在病程中起伏不定，患者可能需要接受长期的免疫抑制剂或手术治疗，但这些方法都只能改善或控制病情，缓解症状，无法达到根治的目的。

★ 如何早期防治克罗恩病

目前的研究认为，克罗恩病的发病可能与基因突变或缺陷、环境触发、异常免疫反应等有关，是多因素作用导致的肠道免疫失衡。当存在易感基因的患者（比如有克罗恩病家族史者）接触到环境中的触发因素

（比如长期处在不健康的饮食习惯、工作状态中）后，可引起消化道菌群改变，发生侵袭性、持续性的炎症反应，继而造成肠道黏膜损伤，诱发疾病。

个体基因差异与生俱来，一般无法改变，但可以避免环境和饮食中的有害因素诱发克罗恩病，提前预防。因此，我们先要了解以下几个问题，并从这些方面着手防治。

哪些因素会改变肠道菌群

肠道菌群的变化常常与人们的饮食习惯相关，有三类人群易出现肠道菌群失调。

第一类：长期暴饮暴食，嗜食辛辣刺激食物或饮酒，食用烟熏、油炸或腌制食物，食用卫生没有保证的食物，等等。这些不良饮食习惯容易导致患者经常腹泻，肠道反复发生感染（包括细菌、真菌、病毒等），久而久之，肠道菌群会发生改变，慢慢对肠道黏膜产生损伤。

第二类：为了瘦身或其他原因，长期饮食过于单一，导致营养不良、贫血等，使人体的抗感染能力减弱，也会影响肠道菌群。

第三类：长期服用某些药物，如长期应用广谱抗生素、大量应用免疫抑制剂，以及接受大量雌激素治疗等，可改变肠道微生态。

因此，在维护肠道菌群平衡、预防克罗恩病方面，尤其是有易感因素的人群，一定要保证饮食营养均衡，避免暴饮暴食，不要大量饮酒或吃辛辣、油炸、烟熏、烧烤、腌制食物，容易腹泻的人要少吃奶制品。此外，目前也有研究显示，一旦确诊为克罗恩病，患者要绝对禁烟，因为吸烟也是导致该病发作的因素之一。

环境因素为何会诱发克罗恩病

克罗恩病的发病与城市生活节奏和生活环境也有一定关系。流行病学调查显示，城市居民的克罗恩病发病率高于农村，经济发达地区的发病率高于一般地区。目前很多研究都证实，焦虑抑郁、工作压力大或生活无规律，均会对肠道造成实质性的损伤。

　　高强度工作会让很多人的精神长时间处于高压之下，身体长期处在封闭的、周围有很多电器设备的环境中，甚至经常熬夜，都会影响身心健康。从中医角度来说，这会损伤人体的"阳气"，从而破坏心、肝、脾、肺、肾五脏的阴阳平衡，形成恶性循环。久而久之，有些人就会出现胃口差、记忆力下降、失眠、腰酸背痛、容易发火、容易疲劳、容易腹泻等一系列症状。从西医角度来看，人体免疫力下降，就容易得病。同样，这也是诱发克罗恩病的原因之一。

　　因此，患者应尽量避免过度疲劳，长期使用电子产品，在大量电器环绕的全封闭工作环境中长时间工作，等等。如果无法完全避免高强度工作，那么，一定要抽出时间来进行适当的户外运动，多晒太阳。例如，在阳光明媚的日子里，到户外散步，做些健身运动。中医强调，人体需要充足的阳气，户外活动时阳光照晒背部，能够提高人体免疫力。

◆ 第二十计　廓然无累

保持好心情，肠道少受累

中医认为，很多疾病发生和加重的根源与情志有关，一个人的心情和认知会影响疾病的发生、发展。所以强调，患者要调整好情绪，这也是治疗疾病的一个重要手段。肛肠疾病亦如此，保持心态乐观，心胸开阔，不受外界环境的干扰，则肠道也不易受不良因素的影响。

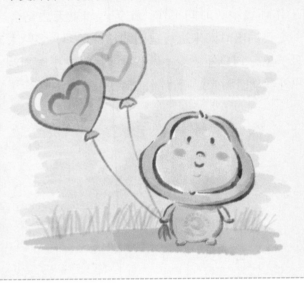

★ 打好抗病"持久战"

身边有不少朋友问起，如果年纪轻轻就患上克罗恩病，而目前又无法治愈，那要如何面对？有什么好的生活和治疗建议？

这里先要告诉患者两个比较有利的信息：首先，克罗恩病是一个缓慢进展的疾病，如果病情控制得当，很可能长期处于缓解期。在疾病不发作的阶段，患者的日常工作、学习和生活并不受影响，当然也可以结婚、生育。其次，随着现代医学的飞速发展，生物制剂的不断研发和创新，以往药品昂贵且品种单一的状况正快速被打破，越来越多可以用于治疗自身免疫性疾病的新药不断投入市场，不但治疗费用大大降低，且可供选择的药品种类也越来越多，医生对发病基础的研究和新药运用的经验也越来越丰富。在可预见的未来，克罗恩病也可能被攻克。

那么处于这个"黎明前的黑暗"阶段，患者要如何配合治疗，尽可能地把病情控制好，等待新的根治方法的到来呢？这里我想给出的建议主要有以下几点：

调整心态，好心情是战胜疾病的"法宝"之一

中医认为，很多疾病发生和加重的根源与情志有关，一个人的心情和认知会影响疾病的发生、发展。所以强调，患者要调整好情绪，这是治疗疾病的一个重要手段。在疾病早期，克罗恩病患者及其家属都会因为出现了从未有过的一系列症状而担心、焦虑；有些患者因认知不足或病情复杂，在多次被误诊后才确诊；在就医过程中，有些患者上网搜索到一堆异常可怕的资料、似懂非懂的医学文献等，越看越担心，给生活笼罩了一层阴影。

其实，在笔者长期随访的克罗恩病合并复杂性肛瘘患者中，有不少可以随手举出的病例，他们的病情都得到了较好的控制。例如，一位患者就诊时还是名读书的学生，不久前我在微信朋友圈中看到他发出的结婚信息；一位家庭美满的中年女性患者，她的微信朋友圈动态一直是信心满满的生活场景，好多年也没见她病情进展；一位医疗企业工作的年轻女性患者，确诊后积极治疗，病情也一直没有进展。他们虽然年龄、性别、职业都不同，但有个共同的特点：心态乐观，重视疾病的日常防护，并没有因为疾病而耽误自己的生活。

认定医生和规律性治疗是控制疾病的重要保证

既然克罗恩病是个终身性的疾病，那么找对医生、用对治疗方法就显得尤为重要。不同医院的诊疗水平存在差异，对于某类病的诊疗而言，某些中心或专攻该类疾病的医院、科室和医生，无疑有着更多的诊疗经验和

紧跟前沿的治疗方法。所以，患者不妨花些时间，可以从其他病友、特定的患者群了解这方面的专家，选择合适的医院和医生。

此外，还有一个简单的方法：查找中国近年的克罗恩病治疗指南，查看文末的编委名单中有没有你所在城市的医生。通常，这些医生的团队对该病的治疗具有一定的权威性。一旦找到可以信赖的医生，那么在该医疗团队的指导下积极治疗、规律用药、定期随访就显得尤为重要。需要提醒的是，不能因为经治疗后病情有所好转，就自作主张地减药或停药。

不要担心，但要当心

在生病的时候，患者一般都能听从医生的嘱咐。而一旦病情缓解或出现这样、那样的理由后，患者通常会忽略医生的治疗建议，或者私自停药、减药，或者不再控制饮食和注意休息，这些往往是导致病情复发或恶化的主要原因。对克罗恩病患者来说，吸烟是为数不多已经明确会加重病情的危险因素之一，必须避免；有些容易诱发病情的饮食也要尽量避免；过度劳累则是多种疾病的诱发因素，慢性病患者尤其要注意避免。关于饮食，患者可以参阅前文有关溃疡性结肠炎的饮食注意事项，这些也可以看作是克罗恩病的饮食宜忌，在此不再赘述。

总之，克罗恩病患者需要保持良好心态，找准可信赖的医生，在医生指导下规律治疗，医患结合进行监管，日常注意生活和饮食调护。如今的"不治之症"，在不久的将来或许会成为容易医治的疾病。

第六章 大肠癌

现代人饮食结构越来越趋向于精细化、工作节奏加快、生活压力增加，与肠道相关的肿瘤发病率也在逐年提高。近年来，结直肠癌的发病率呈明显上升趋势，已经成为最高发的三大恶性肿瘤之一。

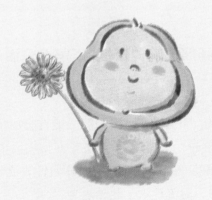

◆ 第二十一计　察言观色

关注健康，及时发现异常

　　大肠癌早期通常没有明显征兆，被发现有很大的偶然性，早期发现和早期治疗才能获得较好的预后。因此，平时要注意观察大便性状、颜色等变化，若发现异常，应及时就诊；定期进行体检，以便及时发现问题。

★ 肠癌拉响"警报"，早诊早治

　　传统中医称肿瘤为"积聚""癥瘕"等。结直肠癌俗称大肠癌，是指发生于结肠、直肠和肛管的恶性肿瘤。肛管直肠癌属中医"锁肛痔"范畴，《外科大成》中记载："锁肛痔，肛门内外如竹节锁紧，形如海蜇，里急后重，便粪细而带扁，时流臭水，此无法治。"

大肠癌早期通常没有明显征兆，被发现有很大的偶然性。例如，因痔疮或肛瘘等手术需要做肠镜检查时被发现，或者体检时发现了"报警信号"。对于早期发现的大肠癌，以目前的医疗手段，可以获得很高的治愈率。但可惜的是，早癌的发现率普遍很低。所以，我们有必要了解大肠癌的"报警信号"和好发人群，以便早期发现病变。接下来，我们说说大肠癌的危险信号有哪些？

❶ **便血**：如果肿瘤破溃，患者会出现大便带血现象，粗心者容易将其误认为"痔疮"。尤其是以往有痔疮，且经常便血的患者，久而久之，便会认为每次便血都是痔疮导致。殊不知，直肠中上段的肿瘤在慢慢长大过程中，不但会破溃出血，也会诱发痔疮出血或大发作。临床上，笔者不止一次遇到痔疮急性发作导致嵌顿的中老年患者，因为疼痛剧烈，在没有麻醉的情况下无法完成肛门指检，痔疮手术之前又没法做常规的肠镜检查，结果手术做完后，便血依旧，后经肠镜检查才发现直肠肿瘤。

❷ **大便性状改变**：早、中期的大肠癌患者会突然出现大便变细（如铅笔状、羊粪状）、有凹槽等现象，虽然也可能是痔疮或直肠黏膜脱垂、直肠前突等病情导致，但也不能排除肠道其他异常病变，要引起重视。

❸ **大便习惯改变**：如果长期反复或交替腹泻、便秘，里急后重，肛门坠胀不适等，且经过医生经验治疗效果不佳者，一定要到医院进行全面检查，以排除大肠癌的可能。

❹ **腹痛**：随着腹胀、腹部不适的加重，患者逐渐会出现阵发性腹痛，排便困难。肠梗阻是肿瘤的晚期表现，说明肿瘤已经占据大部分肠管，服用常规泻药已经不起作用。对于长期腹痛的患者，医生会考虑肠镜检查，排除占位性病变后再给予对症处理。

❺ **贫血、消瘦**：多是肿瘤长期消耗的结果。出现这些症状时，肿瘤往往已经生长较长一段时间了。如果患者没有明显原因地消瘦、有贫血表现（如皮肤黏膜苍白、肌肉无力、容易疲劳等），要提高警惕。

总之，大肠癌早期较难发现，但并非毫无征兆，高发人群更应提高警惕，以便早发现，早治疗。

◆ 第二十二计　未雨绸缪

有家族史者要提高警惕

如果家族中有人出现肠息肉、肠道肿瘤等疾病，家庭成员要提高警惕，积极筛查。到了 40 岁，一定要做大便隐血检查，如果检查结果提示阳性，还要进一步做肠镜检查。如果发现肠息肉，应积极治疗，并定期复查。

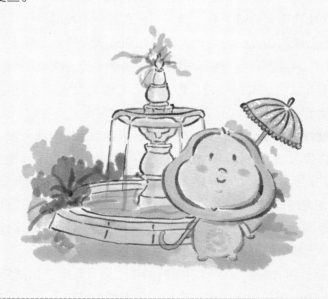

★ 高危人群应加强筛查

大肠癌多由肠道息肉演变而来。肠息肉往往无声无息地在人体肠道内慢慢长大，早期可能没有丝毫症状。历年来，笔者身边即便是有经验的肛肠科医生也会因为疏于防范而患上大肠癌，发展到中晚期才被发现，错过了最佳治疗时机，令人惋惜。那么，哪些人要警惕大肠癌呢？

❶ **炎症性肠病患者**：克罗恩病、溃疡性结肠炎等可能增加大肠癌的发病风险，此类患者的大肠癌发病率是常人的 30 倍左右。另有研究显示，溃疡性结肠炎、血吸虫病构成的肉芽肿等与大肠癌的发病有直接联系。其病程愈长，演变成肠癌的可能性愈高，患病 20 年以上的溃疡性结肠炎患者，大肠癌的发病率约为 20%～40%。

❷ **中老年人**：随着年龄的增加，人体各组织和器官也会发生相应的退化，各种致病因素持续刺激大肠黏膜的时间也随之增加，故而 50 岁以上人群的大肠癌发病率大大提高。近年来，大肠癌的发病有年轻化趋势。尽管任何年龄都可能罹患大肠癌，但 90% 以上患者年龄大于 40 岁。

❸ **有肠息肉病史者**：有些癌症是由炎症慢慢演变而来的，大部分大肠癌是从小的癌前病变发展而来，肠息肉就是其中之一。大肠息肉的种类很多，不是所有息肉都会发生癌变。其中，绒毛状腺瘤性息肉更容易发展成癌，恶变的概率约为 25%。

❹ **有大肠癌家族史者**：大肠癌具有很明显的家庭聚集现象，如果某人的一级亲属（如父母）得过结直肠癌，那么他在一生中患此病的风险比普通人群要高 8 倍左右。除了家族性息肉病或溃疡性结肠炎恶变导致的大肠癌外，其他大肠癌患者中约 5%～10% 有家族遗传病史。如果家人已经有肠道肿瘤、息肉病史，一定要注意自己也可能得息肉或肠癌。

一般而言，40 岁以上的人应该每年例行体检，以及时发现可能的癌变。目前最便捷有效的肠癌筛查方法是做大便隐血试验，如果检查结果为阳性，则提示消化道出血的可能，要警惕肠道肿瘤。具体检查方法是：在化验大便前 3 天要饮食清淡，不吃动物内脏和菠菜，以免检查结果出现假阳性；有便血的患者在挑取大便样本的时候，不能挑取肉眼可见的染血大便。

有肠癌家族史者，40 岁以后最好做一次肠镜检查，能够直观地了解肠道情况。如果没有发现息肉，此后可以每 3～5 年检查一次；如果当年发现有良性肠道息肉，并进行了内镜下摘除或腹腔镜下手术切除，根据息肉大小，也需要半年或 1 年后再次进行肠镜检查。随访过程中，如果没有发现新生息肉，则每 2～3 年复查一次；如果再次发现息肉病变，建议在切除后进行中医治疗，通过中药调理改善导致息肉发生的肠道微环境，从而防止息肉反复发生。

对于一些年老或有其他原因无法接受肠镜检查的人来说，目前除了 CT 等影像学检查可以提供一定的帮助之外，肿瘤标志物检测、基因检测等也可辅助诊断。

★ 怎样做好肠镜检查

随着近年来医学科普力度的不断加强，很多疾病的预防知识不断获得推广，早防早治的理念已经深入部分人的心中，对大肠癌的预防也是如此。很多人意识到了肠镜检查的重要性，尤其是有肠癌家族史者，到了一定年龄，定期检查显得尤为重要。但有一件事情却常让一些准备做肠镜检查的人犯难，就是检查前要做肠道准备，即俗称的吃泻药。有的人吃了泻药就吐；有的人吃了泻药却没有腹泻；有的人则是在准备接受检查的时候被告知："没有泻干净，下次再来"。白白折腾了两天，却没能做成肠镜检查。对于那些便秘的患者来说，又该如何做肠道准备，才能让肠道处于最佳检查状态呢？

为什么要做肠道准备

所谓的肠镜检查，其实就是在内窥镜下对人体大肠部分的肠壁进行观察，以发现可能存在的诸如息肉、憩室、溃疡、肿瘤等病理改变。正常情况下，饮食物从口腔进入消化道后，慢慢由上往下推进，经过胃、小肠到大肠，是一个动态的过程。在这个过程中，食物经过消化、吸收，剩下的残渣会形成粪便从肛门排出。为了确保肠镜检查的准确性，排空大肠，才能确保检查视野的清晰度和可及度，避免遗漏可能存在的病变。因此，良好的肠道准备，即在检查前排空大肠，就显得尤为重要。

需要提醒的是，这个肠道准备的"总攻"——服用泻药，既不能太早（以免小肠内容物再次进入大肠），也不能太晚（以免影响做无痛肠镜的患者安全使用麻醉剂）。

检查前的饮食有何要求

为了确保能够较好地排空肠道，医生通常会建议患者在做肠镜前的 3 天内对饮食进行适当的管理。一般而言，要进食半流质或少渣、易于消化的食物，避免食入一些带籽或容易影响肠道排空的食物，例如猕猴桃、西瓜、木耳等，以及富含粗纤维的食物（如玉米、芹菜等）。

需要提醒的是，既往有慢性便秘，或者曾经因肠道准备不佳而检查失败的患者，应在检查前 2 天开始服用合适的通便药物，来帮助肠道排空，例如乳果糖或通便中成药（如番泻叶颗粒、大黄通便颗粒）等。

用于肠道准备的药物有哪些

常规的肠道准备是通过服用不同的泻药促进肠道蠕动，在短时间内把大肠排空。使用的药物主要有复方聚乙二醇电解质散、硫酸镁、番泻叶、复方匹可硫酸钠颗粒等。宜在做检查前的 6～8 小时内服用的泻药，目前最常用的是复方聚乙二醇电解质散，通常是用水配制成 2 000 毫升左右液体，在 1～2 小时内喝完；经过数次排便，直到泻出清水样或淡黄色水样便；期间要适当运动和揉腹。对大多数人来说，遵医嘱服药后都能顺利地完成肠道准备。个别对聚乙二醇电解质散的气味无法承受的患者，可以服用 100 毫升硫酸镁，过半小时后再喝 2 000 毫升水（1 小时内喝完），来帮助肠道排空；也可以改用番泻叶 10～15 克，煎汤服用；或者服用复方匹可硫酸钠颗粒，这也是较好的清肠药物。

小锦囊

改善药物口味的小配方

有些需要做肠镜检查的患者无法耐受清肠药物和大量喝水，这里介绍一个可以改善药物口味的小配方：先配制 1 700 毫升聚乙二醇电解质溶液，再加入 300 毫升维生素饮料；每 1 000 毫升为 1 份，分两次在 1～2 小时内服用。

◆ 第二十三计 动静结合

静中有动，预防"积聚"之病

　　长期从事脑力劳动的人群，一定要进行适当的体育锻炼和户外活动。如果工作节奏加快、强度增加，常常熬夜，加上日常工作环境都在室内，运动减少或几乎没有体育锻炼、户外运动，久而久之会导致阳虚阴盛。人体阳气不足，则痰湿之邪内蕴，久而形成积聚，如肠道息肉、肠癌等肿块。

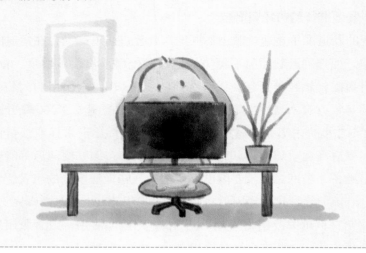

★ 如何预防大肠癌

　　中医认为，"锁肛痔"的主要病机为忧思郁怒、气机不畅，日久凝结成积；或饮食不节、脾失健运，湿热痰浊内生、下注大肠；或毒邪侵入、湿热蕴结，滞留积聚，以致形成肿瘤。现代医学则认为，大肠癌是遗传和环境因素共同作用，导致细胞突变、异常增生所致。无论是从中医养生防病角度而言，还是从西医现代研究结果来看，除先天（遗传）因素外，肠癌的发生还与饮食习惯、生活作息规律及心情好坏有很大的关系。

中医认为，肠息肉乃肠中赘肉，是"肠积"的病理表现之一。《灵枢·百病始生》篇记载："是故虚邪之中人也……留而不去，传舍于肠胃，在肠胃之时，贲响腹胀，多寒则肠鸣、飧泄、食不化；多热则溏出糜。"意思是，人体正气不足、体质虚弱，继而感受外邪，以及饮食起居不节、情志内伤等，是发病的重要因素。

流行病学研究显示，大肠癌的发生与患者经济状况、饮食结构有显著的联系。经济发达地区，以及饮食结构中动物性脂肪和蛋白质所占份额高、膳食纤维含量低的人群，大肠癌发病率显著增高。这可能与动物性脂肪的代谢物、细菌分化物，以及因低纤维饮食状态下肠蠕动减慢，肠道吸收的有害物质增加等要素有关。国外的研究也显示，在大肠癌的发病因素中，饮食因素被认为是重要因素。容易诱发肠癌的主要饮食因素有：① 高脂肪、低纤维饮食，即中医所说的膏粱厚味；② 亚硝胺及其衍生物含量较高的腌制食品；③ 长期、过量摄入酒精；④ 嗜食油炸食品；⑤ 维生素 A、维生素 C、维生素 E 及微量元素硒摄入不足。

因此，在日常生活中，首先要注意饮食均衡，关注食物营养和进食时间，避免过饱、过饥，不要在睡前大量进食。如果饮食无节制，过度偏食膏粱厚味，或者长期饮酒吃辣，久而久之，导致脾胃虚弱、痰湿凝滞、气滞血瘀、阳气不足，引起阴寒或湿热凝聚，容易产生肠道息肉及其衍生出来的病变。

其次，要动静结合，尤其是长期从事脑力劳动的人群，一定要有适当的体育锻炼和户外活动。如果工作节奏加快、强度增加，常常熬夜，加上日常工作环境都在室内，运动减少或几乎没有体育锻炼、户外运动，久而久之会导致阳虚阴盛。人体阳气不足，则痰湿之邪内蕴，久而形成积聚。

此外，大家要调节好情绪，尽量避免过度焦虑和暴怒。因为那些工作压力大，生活中容易发脾气、动辄发怒的人，容易伤肝。肝气不舒，则气机不畅，从而影响气血津液的运行，也会导致痰瘀互结而发生息肉。

总之，养生先养肠，"肠"治才久安，"肠"寿才长寿。

第七章 "少见多怪"病

说起肛肠病，很多人第一反应是痔疮。如果让他们再举几个例子，可能大多数人都不知道到底有哪些。很多时候，只有自己患上某种病后才知道，原来还有这么个病，更无从提起预防了。所以，医生做科普时，也要给大家介绍一些生活中可能不太会遇到，但需要有所了解，万一发生了需要及时就诊的疾病。本章就给大家介绍一些比较少见或鲜少听闻，而发病率却在不断上升的肛肠病症。

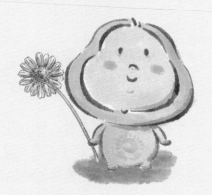

◆ 第二十四计 洁身自好

注意清洁，但不要过度

　　正确清洁肛门是防治肛肠疾病的重要环节之一。可每天用温水清洗，不要用热水烫洗，不要过度擦拭，避免使用沐浴露等反复清洗，冲洗、坐浴后及时擦干。

　　正常情况下，人体肛周有固定的菌群，保持酸碱平衡，能够起到屏障作用，维护肛周健康。过度清洁会破坏局部菌群和酸碱平衡，反而容易刺激局部皮肤和黏膜，引起过敏反应等。还有些患者用较烫的水来冲洗或泡洗肛周，也会造成不良刺激，损伤皮肤和黏膜。

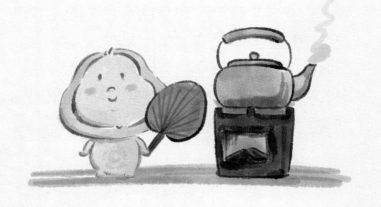

★ 令人尴尬的"湿疹"

　　肛周瘙痒、刺痛，便后卫生纸上擦到血丝，晚上痛痒加重，这是什么病呢？通常出现这些症状，且持续或反复发生，多半是患上了肛周湿疹。虽然不是重病，却会严重影响生活质量。因为发病部位特殊，患者往往耻于就医，自己的治疗方法又有很多错误，结果越治越重。等到就医时，了解了疾病的正确防护知识，才恍然大悟。

误治不但耽误病情，而且白白增加心理负担。接下来就为大家介绍肛周湿疹这个特殊部位的"皮肤病"，解答一些常见的疑问。

肛周湿疹是个什么病

肛周湿疹是一种以肛周瘙痒、刺痛、潮湿、疱疹、皮肤皲裂等为主要症状的过敏性疾病，通常并非由个人不注意清洁卫生导致，而是因免疫力下降、饮食物过敏、生活护理不当等引起。

中医认为，本病是由于禀赋不耐（先天体质虚弱），饮食失节或过食辛辣刺激、荤腥动风之物，脾胃受损，失其健运，湿热内生，又兼外受风邪，内外两邪相搏，风、湿、热邪侵淫肌肤所致。西医认为，其发病机制与各种外因（如饮食）、内因（如慢性感染病灶、内分泌及代谢改变等）的作用相关。

哪些因素会导致肛周湿疹

导致湿疹发生的原因很多，主要有以下这些。

❶ 过度食入可能引起过敏的食物，如烟酒、浓茶、咖啡、海鲜、辛辣食物、咸菜、榨菜、笋等。

❷ 过度清洁，比如：用肥皂、沐浴露等反复清洁肛周，用温度过高的水冲洗、坐浴，清洁后没有及时擦干肛周，经常使用可能会引起过敏的湿巾纸或餐巾纸反复擦拭肛周。

❸ 内裤过于紧身，穿着化纤等容易诱发过敏的面料制成的内裤。

❹ 女性经期局部不透气，或对卫生巾材料过敏。

❺ 工作压力大，持续处于高压状态下，人体免疫力下降。

为何以前不过敏，现在过敏了

有些过敏并非一出生就会发生，随着年龄的增长，人体免疫力相应地下降，对某些食物内的致敏因素积累到一定量后，在一些特别因素（如吃辣、喝酒、腹泻等）的刺激下，患者会发生过敏，第一次罹患该病。经过治疗，即使消除了症状，如果日后再遇到相同的诱发因素，还会导致再次发病。

湿疹与肛周疾病的关系如何

肛周疾病，例如痔疮、肛裂等患者，由于便后脱出的内痔部分不能完全回纳，或者肛裂发作期间的裂口会有一些分泌物，弄脏裤子的同时也会导致肛周皮肤潮湿，从而诱发湿疹。容易腹泻的患者，肛周往往长期比较潮湿，有些腹泻则是因为饮食过敏导致，同样也会引起肛周湿疹。

湿疹可以根治吗

常常会有患者询问：肛周湿疹可以根治吗？其实这是一个思维的误区，就像没有人会问"感冒能根治吗"这样的问题。不过，却有很多人希望能根治湿疹。

要知道，湿疹的发生和持续不愈与患者的免疫力、摄入的饮食、排便或生活习惯有关。疾病的第一次发生，意味着患者的身体从正常状态进入发病状态。所以当症状都彻底消除后，从某个角度来说，就是治愈了，身体完全可以恢复到之前的正常状态。但如果下次再有相同的诱发条件出现，则有可能再次导致湿疹的发生。就像人体在抵抗力低的情况下，接触到感冒病毒，会引起感冒，通过药物治疗或适当休息、护理后会痊愈，一般不会有人关心感冒是否还会复发。其实，两者是一样的道理。

为什么入夜后会更痒

入夜以后，人体迷走神经兴奋性增强，激素分泌减少，免疫功能降低，会对瘙痒更加敏感。加之，夜间停止一切活动，准备休息时，因为没有外界其他因素的干扰，患者的注意力更容易集中在瘙痒部位，会"放大"瘙痒的感觉。

一天清洗多次，为何仍旧瘙痒

湿疹的发作并非都与个人的清洁卫生相关。正常情况下，人体肛周有固定的菌群，保持酸碱平衡，能够起到屏障作用，维护肛周健康。过度清洗会破坏局部菌群和酸碱平衡，反而容易刺激局部皮肤和黏膜，引起过敏反应。此外，经常冲洗肛门部位，却没有完全擦干，导致肛周长期潮湿，也会为过敏创造发生和持续的环境。

为什么用热水烫洗缓解后会更痒

有些患者用较烫的水来冲洗或泡洗肛周后，感觉瘙痒症状暂时缓解，所以一旦瘙痒难忍，就用热水浸泡、冲洗。事实上，热水刺激皮肤时产生的轻微痛感能够暂时掩盖瘙痒的感觉，但对皮肤而言是一种不良刺激，会加重湿疹的症状，停止刺激后，瘙痒感觉依旧不减，甚至会加重。

肛周瘙痒如何自我防治

❶ 养成正确的生活习惯，不吃辛辣刺激食物和可能导致过敏的食物。

❷ 坚持适当的运动，注意休息，保持良好情绪。

❸ 养成正确的肛门护理方法，不用热水烫洗，不过度擦拭，避免使用沐浴露等反复清洗。

❹ 积极治疗痔疮、肛裂、腹泻等肛肠疾病。

❺ 及时就医。对大多数人来说，去医院肛肠科就诊后，医生会对症给予抗过敏药和治疗肛周湿疹的药物，如果不再接触过敏原，一周左右就能彻底消除症状，局部的皮肤损伤也会恢复。

与牙疼一样，肛周湿疹也有"瘙痒不是病，痒起来真要命"的特点。希望读者在了解本病的特征之后，学会自我防治。

第二十五计　扶正祛邪

提高免疫力，抵御病毒感染

如果肛周感染人乳头瘤病毒（HPV），可能会导致尖锐湿疣。但这种病毒对某些人群毫无影响，因为他们的免疫系统在尖锐湿疣形成之前就能将病毒消灭。有些人的免疫系统则无法清除病毒，它们便会停留在皮肤表层或黏膜部分，这些人就会成为不典型症状携带者，可能在感染病毒的数月或数年以后出现尖锐湿疣。

正如中医主张的"扶正祛邪"，人体免疫系统强大，便可抵御病毒等"外邪"侵袭。增强免疫力有助于预防多种疾病，包括尖锐湿疣等肛肠疾病。

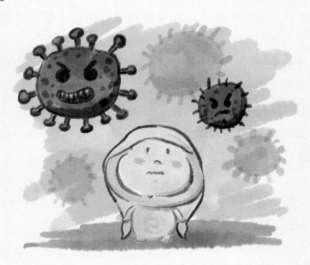

★ "驻扎"在肛周的 HPV 病毒

近年来，注射人乳头瘤病毒（HPV）疫苗以预防宫颈癌的理念不断被推广、普及，获得大众的广泛关注。但很多人可能并不知道，感染 HPV 后，更多见的是肛周或生殖器周围的尖锐湿疣。接下来就为大家介绍肛周尖锐湿疣与 HPV 的关系，以及其他相关问题。

尖锐湿疣是种什么样的疾病

自然界存在多种类型的人乳头瘤病毒，目前的医学尚缺乏深入研究和了解。不同类型的人乳头瘤病毒有它特定的侵犯部位：有些类型会感染足底，形成跖疣；有些类型会感染面部、手背，形成扁平疣；有些类型会感染眼睑、颈部，形成丝状疣；有些类型会感染肛门、生殖器周围，形成尖锐湿疣；等等。

尖锐湿疣是一种由人乳头瘤病毒感染而引起的疾病，病毒可通过尖锐湿疣患者或 HPV 携带者的性交行为传播。HPV 通常仅感染生殖器或肛门周围浅表的皮肤和黏膜，并不会在血液里扩散。尖锐湿疣一般发生在生殖器周围、肛门部位，少见于腹股沟、大腿等部位；外观像肉质赘生物，粉红色或褐色，并不破溃；疣体可以是单个或一小簇，也可能是很多簇，常围绕在肛门周围或阴茎包皮上面；它们大小不一，偶尔会有体积巨大的尖锐湿疣围绕在肛门周围。早期，有些患者可能感到瘙痒，或者出血（通常是肛门出血），但大部分患者往往毫无感觉，所以发病之初很难做好预防传染的工作，偶然在上厕所时发现，或被伴侣发现。

病毒是何时感染的

尖锐湿疣最常见的传播途径就是性接触，即便是使用了避孕套也无法完全避免。事实上，除了性传播外，偶尔也可能通过诸如手指或卫生纸来传播。该病的潜伏期长短不一：可在感染 15 天后发病，或者好多年以后才发病。因此，很难从发病时间来推测是何时或通过何人感染的。

HPV 对某些人群毫无影响，因为他们的免疫系统在尖锐湿疣形成之前就能将病毒消灭。有些人的免疫系统无法清除病毒，它们便会停留在皮肤表层或黏膜部分，这些人就会成为不典型症状携带者，可能在感染病毒的数月或数年以后出现尖锐湿疣。尖锐湿疣传染性最强的时期是发病初期，而那些不典型症状携带者的传染性则很低。

尖锐湿疣是性病吗

尖锐湿疣是性病中传播最广的一种类型，在发达国家，尖锐湿疣大约感染了 5% 的人群。法国流行病学调查显示，近 30 年来其发病率有不断上升的趋势，有性交能力的人群中约 15% 被这种病毒感染。有多个性伴侣的人群通常被感染的风险更高。年龄 35 岁以下感染者中 30% 左右是不典型症状携带者，35 岁以上人群的感染率较低。

尖锐湿疣是一种严重疾病吗

通常情况下，尖锐湿疣是一种良性疾病，可以通过药物治疗而痊愈，尤其是在疾病发生之初，但是存在复发和再次感染的风险。此外，尖锐湿疣可能伴随其他多种性传播疾病，比如疱疹、梅毒、淋病，甚至是艾滋病。

肛门周围尖锐湿疣患者，需要用肛门镜检查肛管黏膜是否被感染，特别是那些免疫功能低下、有癌前病变或癌症的患者更需要仔细检查。

如何诊断和治疗尖锐湿疣

尖锐湿疣的诊断只需要医生简单地检查病变部位即可，一般不需要做其他的化验。较常用的辅助检查方法是醋酸白试验。

治疗尖锐湿疣的方法主要是清除病变和激发机体免疫力。治疗肛周生殖器尖锐湿疣，可以用物理方法（如外科手术、电凝、激光）或化学方法（如局部涂抹药膏或药液）。不同的治疗方法有相应的适应证和弊端。外科手术、冷冻或激光治疗主要是针对那些肛管黏膜也出现尖锐湿疣，或者湿疣体积巨大、数目众多的患者；如果外在的湿疣数量不多，体积不是很大，局部外用药物治疗或重复使用液氮冷冻治疗通常是有效的。接受物理治疗的患者会感到非常疼痛，需要在局部麻醉，甚至是全身麻醉下进行；接受化学治疗的患者疼痛较轻，可以在家中自行治疗。

没有一种治疗方法可以说是百分之百有效的，尖锐湿疣复发的情况很常见，或许需要再次甚至多次进行物理治疗。治愈后，患者仍需要进行监测，目的是预防复发，一般监测期为最后一次治疗后的6个月。

尖锐湿疣患者需要禁止性生活吗

在尖锐湿疣未痊愈的时候，禁止性生活是必要的。有些治疗方法会令患者性交困难或产生疼痛，这需要预先告知自己的伴侣。

尖锐湿疣可以预防吗

事实上，HPV是通过皮肤接触传染的，因此会在避孕套无法遮挡的地方传播。使用避孕套虽然不能起到百分之百的保护作用，但它仍旧是一种保护自身尽可能少地感染尖锐湿疣等性传播疾病（STD）的有效方法之一。

怎样克服心理障碍

突如其来的尖锐湿疣也许会打乱患者的生活，也可能会使伴侣之间发生冲突。患者需要克服罪恶感，并且及早治疗。同时，也应及时将病情告诉伴侣，并且鼓励伴侣一起去看医生。

如果不敢就医，患者应该对治疗有正确的认知：这是一种有自愈倾向、可以被治愈的病毒感染性疾病，在疾病早期，仅仅局部用药就可以治愈，不要拖延到非常严重、只能用物理方法治疗的阶段。

如果感到焦虑或有罪恶感，患者应该知晓以下几个重点：这是一种良性的病毒感染，很常见；病变只是发生在局部，不会通过血液进一步感染；治疗通常是有效的，虽然有时需要一定的时间，如果能够积极配合医生，就能治愈尖锐湿疣；在治疗的最初阶段，可能会出现复发的情况，但只要坚持治疗，就能治愈；最初的病毒传染者通常很难确定。

◆ 第二十六计　擒贼擒王

便秘是多种肛肠疾病的"罪魁祸首"

中医治病强调"治本",与"擒贼先擒王"的道理相似。很多肛肠疾病的发病都与便秘有关,如痔疮、肛裂、肛乳头肥大等,便秘是其"祸首"。因此在治疗肛肠疾病时,预防便秘是重要的基础治疗方法之一。患者可以通过调整饮食、改善生活方式、养成良好的排便习惯等措施来预防便秘,必要时使用药物干预。

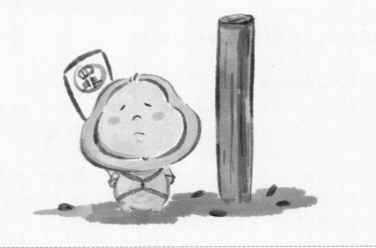

★ 一排便就掉出来的"球"

虽然肛管只是一个弹丸之地,但小小的肛门、直肠交界部位却可能会发生不下 100 种肛周疾病,诸如痔疮、肛裂等很多患者有所耳闻的疾病,以及肛乳头肥大等可能之前闻所未闻的疾病。如果去肛肠科看病,医生冷不丁说出这样一个诊断,搞不好会使患者吓一跳:"肛乳头肥大"到底是个什么病?接下来就为大家介绍这个排便后可能会掉出肛门的小"肉球"。

什么是肛乳头

说起肛乳头肥大，我们肯定要先解释下什么是肛乳头，它到底是个怎样的结构，长在我们人体的哪个地方。

在人体肛门皮肤和直肠黏膜交界处，有一圈像梳子样的分界线，被称为"齿线"或"齿状线"。这个分界由一系列被称作为肛门瓣、肛窦、肛门柱等的解剖结构组成。有些肛门瓣下方有乳头状的突起，叫肛乳头，它的表面覆盖有光滑的乳白色或淡红色黏膜。肛乳头沿齿线排列，呈圆锥体或三角形，是人体胚胎的残余。多数人没有肛乳头，如果有，那么大致为1～4个，数目、形态和大小因人而异，存在个体差异。正常生理状态下，肛乳头仅有1/4米粒大小，属于人体的正常解剖结构。

什么是肛乳头肥大

肛乳头肥大，又称肛乳头瘤或乳头状纤维瘤，是一种常见的肛门良性肿瘤。如果患者出现某些肛肠疾病，如肛窦炎、肛瘘、肛裂、痔疮、便秘和肛门瘙痒症等，可引起肛乳头增生性变大，从最初米粒样大小，到小手指大小，继而变成拇指样大小的一个有蒂、质地中等的"小肉球"。当它的大小达到一定程度的时候，就会在每次排便时脱出肛门外，称为肛乳头肥大。

肥大的肛乳头常为有细长系带的瘤状物，疾病后期，瘤体会经常脱出肛门外，且多数为孤立病变（单个），偶有两个肥大的肛乳头同时存在，其色灰白，无触痛，质韧，光滑。

为什么会发生肛乳头肥大

最常见引发肛乳头肥大的肛肠疾病是慢性便秘和慢性肛裂。便秘或肛裂日久，反复发作，炎症产生的分泌物刺激齿线部位，会形成肛乳头肥大。对便秘患者来说，粗硬、干结的粪便会反复摩擦肛管皮肤，导致肛乳头炎性增生，并慢慢增大。肛乳头肥大的早期通常没有症状，很多是在患者体检或去看其他肛肠疾病的时候，医生为其做肛门指检或肛门镜检查时发现。

其实，有些肛乳头肥大也可以看作是慢性肛裂发展到一定阶段之后出现的一种并发症。肛裂部位的溃疡反复感染也会刺激肛乳头，导致其肥大，当肛裂持续6～8周之后，肥大的肛乳头有可能在每次排便的时候脱出肛门外，需要用手推才能回纳到肛门内。在这个阶段，患者往往会出现一些症状，如疼痛、少量便血、瘙痒等。

肥大的肛乳头如果超过拇指大小，每次解便时，都要先把它排出来，粪便才能正常通过，通常会加重便秘和肛裂的症状。进展到这个阶段，患者也会意识到肛门口有异物脱出，故而去医院就诊。

如何诊断和治疗肛乳头肥大

一般而言，医生通过询问病史，以及肛门指检、肛门镜检查都能直观地触摸或看到肥大的肛乳头。

肛乳头肥大是一种增生性炎症性病变，长期存在于人体，则有恶变的趋向，但这需要经过漫长的时间。所以，如果在体检时发现早期肛乳头肥大，患者还有慢性便秘的问题，治疗只需要改善便秘症状，定期（每半年或1年）做肛门指检；如果肛乳头没有继续变大，则可以采取保守治疗和定期体检，不需要特别治疗；如果肛乳头逐渐增大，甚至排便时随大便脱出肛外，或者同时出现了较严重的慢性肛裂症状，肥大的肛乳头反复脱出，刺激肛管，可使局部分泌物增多，有时还会出现便后带血、排便不净的感觉和肛门瘙痒，那么可能需要手术治疗。一般而言，手术能根治肛乳头肥大，而且疼痛也比较轻，恢复过程要比常规的痔疮手术快很多。

如何预防肛乳头肥大

由于肛乳头肥大是长期慢性刺激引起，与慢性便秘、慢性肛裂等肛肠疾病有直接关系，因此，预防便秘、肛裂，可预防肛乳头肥大的发生。首先要从饮食结构入手，尽量避免大量吃辣、喝酒及进食热性食物，以免诱发肛裂，日常要摄入足够的蔬菜、水果和足量饮水，保持大便软化；其次要进行适当的运动，有助于预防便秘。

◆ 第二十七计　升阳举陷

● 益气升阳，托举下垂组织 ●

人体功能的正常运转，有赖于气机升降浮沉的正常运作。阳气虚弱导致的肛门坠胀、盆腔组织器官下垂者，可使用升阳举陷的方法改善症状。例如：气虚为主者可使用补中益气汤、参苓白术散等益气升阳的中药，阳虚为主者可使用金匮肾气丸、右归丸等温补脾肾的中药。

推荐药膳方：黄芪 20 克、人参 1～3 克、西洋参 1～3 克，煎汤代茶饮用。适合内脏下垂、痔疮脱出患者。

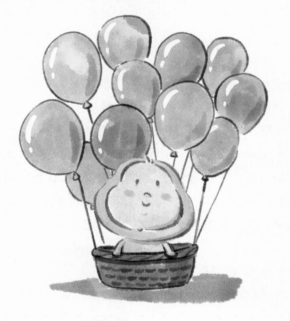

★ "正常"的肛门坠胀感

随着人们生活水平的提高、饮食结构和生活习惯的改变，疾病谱也发生了变化。到医院肛肠科就诊的患者中，以"肛门坠胀"为主症的比例呈明显上升趋势。其中，以中老年女性患者居多。患者到医院诊治，甚至接受了手术治疗，症状仍旧不能缓解，而常规检查却提示"正常"。到底是什么原因导致肛门坠胀的发生呢？

肛门坠胀感是身病，还是心病

在门诊常常会遇到这样的患者，拿出厚厚一堆检查化验单和曾经使用过的药物包装盒或说明书，然后开始讲述自己的病情。这类患者通常都有半年至数年不等的病史，主要症状是自觉不能顺利解完大便，每次排便后就感觉肛门坠胀，有时甚至小腹部也有坠胀感；到了下午或晚上，这种坠胀感更加严重，甚至胀痛到完全无法坐立，严重影响生活质量；卧床休息后逐渐好转，并不影响睡眠；一天中最舒服的时间是早晨起床还没有排便的时候。

患者为此到处就医，有的医生诊断为肛窦炎，有的医生诊断为痔疮，也有医生为患者进行了肠镜、直肠超声、磁共振等一系列检查。但检查结果往往都是正常的，肛门局部用药通常也没有什么效果。

有些医生无奈地建议患者去看精神科医生，但仍旧效果不佳。患者却因为担心自己得了不治之症而焦虑、恐惧，家属在这种情况下，往往也会误以为患者精神出了问题。四处就医无果，患者越来越焦虑，极度痛苦，家属也不胜其烦，整个家庭都笼罩在不良情绪的氛围中。

究竟是什么原因导致肛门坠胀

从目前的西医诊断学来看，出现肛门坠胀、里急后重症状，如果排除了肠道肿瘤或肠道外肿物增生等器质性病变，以及感染性病变，那么大部分患者可能是盆底脏器发生了位置或组织改变，包括直肠脱垂、直肠黏膜内脱垂、直肠前突、骶骨直肠分离、肠套叠、肠内神经高敏等。此外，部分患者可能还有妇科、泌尿外科相关的脏器改变和下降。

有些患者是因为脏器位置相对固定的下降，或部分组织出现动态下垂（会随体位改变而改变），向下压迫，引起坠胀的感觉。部分患者的内脏整体下降，压迫盆底肛门部位，导致局部组织充血或向下牵拉，在排便、持续直立或行走、下蹲、负重等腹部压力持续增高的情况下，病情加重。

还有些患者因腹部手术或个人体质等原因，局部组织出现粘连或无菌性充血、水肿，也会引起肛门部位坠胀。

为什么检查无法确诊病因

目前医院有关肛肠方面的检查，大部分是针对器质性疾病和感染性疾病的，如肿瘤、肛周脓肿等。无器质性病变的肛门坠胀感，通过肠镜和 B 超检查往往无法发现病变，因此很多检查结果都提示"正常"，而患者的症状却真实存在。

对于盆底生理解剖学改变方面的检查，如排粪造影、直肠测压、肌电图、动态盆底磁共振或 B 超检查等，相对而言开展得不多。究其原因，有的检查需要往患者直肠、阴道灌钡剂，可能会造成检查后症状加重；即便有的检查能查出病因，但这类病因往往是多种因素同时存在，例如有直肠黏膜内脱垂的患者，有时也有直肠前突、子宫内脱等；即便确诊了这些病因，目前西医的治疗手段有限；即便进行了手术治疗，仍有很大一部分患者无法彻底解决问题；而且这类疾病并不会恶变。因此，很多医生在检查排除了器质性疾病和感染性疾病后，不愿意再进行其他检查。

通俗地讲，这种病的感受就好比患者的脖子被人卡住了，但目前大多数的检查都是"查看"脖子表面的皮肤有没有破溃、喉咙里有没有病变等，而忽视了卡住患者脖子的那只手。所以导致检查结果都提示正常，但症状却一直存在。目前真正能治疗这类疾病的方法，就是去除卡脖子的这只"手"。

中医如何治疗肛门坠胀

对于复合性病因导致的症状，恰巧是中医治疗的强项之一。中医整体观认为，人体功能的正常运转有赖于气机升降浮沉的正常运作。在中医辨证论治的指导下，运用益气升阳、温补脾肾、交通心肾、提壶揭盖等方法，除了能治疗肛门坠胀的症状外，还能一并治疗失眠、焦虑、恐惧、腹胀、胸闷、口腔溃疡等伴随症状。

有些肛门坠胀患者还会出现情绪异常症状，如焦虑、失眠和恐惧感等，肛肠科医生常易忽略这些症状，而中医辨证施治时会兼顾这些症状。例如：证属脾胃气虚者，中气下陷，常在午后或傍晚时坠胀症状开始加重，可使用补中益气汤、参苓白术散等益气升阳的中药治疗；证属脾肾阳虚者，阳虚水泛，常伴有畏寒、多尿等症状，可使用金匮肾气丸、右归丸等温补脾肾的中药治疗；证属心肾不交者，上热下寒，会出现失眠、焦躁等症状，可使用知柏地黄丸、天王补心丹等交通心肾的药物治疗；等等。

这类疾病经过治疗后，如果患者的肛门坠胀、疼痛症状消失或缓解，不再影响生活，治疗就可以告一段落。但治愈后，患者仍需要自我保养，否则还有复发的可能。

◆ 第二十八计　百炼成钢

经常做提肛运动或凯格尔运动

坚持锻炼可以使身体强健，坚持锻炼肛门直肠部位的肌肉，有助于预防肛肠疾病，改善脱垂，促进康复。

提肛运动不拘场所、不拘姿势，随时可以进行。有规律地往上提缩肛门，然后放松，一提一松为 1 遍，每次重复 30～50 遍，每日 1～2次。经常做提肛运动，可增强肛门括约肌等骨盆底部肌肉力量，利于排便，预防痔疮。如果伴有盆底肌松弛、直肠黏膜内脱垂等，也可采用凯格尔运动进行锻炼，以增强肛周、尿道括约肌及阴道、盆底周围肌肉。

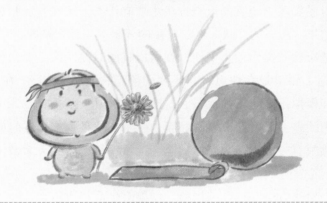

★ "排便不尽"的直肠黏膜内脱垂

在肛门坠胀患者中，有一部分人是患了一种名叫"直肠黏膜内脱垂"的病症。

什么是直肠黏膜内脱垂

直肠黏膜内脱垂属于退行性病变。随着年龄增大，肠道及肛周的肌肉慢性损伤，导致患者在坐位或直立的时候，直肠黏膜陷入肛管，刺激齿线区高度特化的感觉神经终末组织带（排便运动的诱发区），产生肛门坠胀感，进而引起排便不尽感。这一病症的诱发因素有很多种，慢性腹泻或便秘患者、年轻时候从事强体力劳动者、有多次生育史的中老年妇女等是好发人群。

该病的典型临床表现为排便困难、肛门及会阴部下坠感、便后不尽感，部分患者需用手压会阴或阴道后壁协助排便。患者经常依赖泻药、灌肠或用手协助排便，以女性多见。除上述常见症状外，还可伴有腰膝酸软、水肿、乏力、性欲低下、尿频、尿不畅、尿失禁、头晕、耳鸣、女性经量少甚至闭经等症状。

怎样确诊直肠黏膜内脱垂

诊断直肠黏膜内脱垂的检查方法主要有排粪造影和直肠指检，医生会根据检查结果、患者的症状、经验治疗的效果等来综合判断。

排粪造影检查操作较为不便，在做检查的时候，医生要向患者的肠道内灌入钡剂（如果是女性患者，还要向阴道内打入钡剂），在患者静息、收缩肛门和模拟排便的三种状态下，拍摄 X 线片。然后，临床医生会根据 X 线片来判断患者是否存在直肠黏膜内脱垂。这种检查操作时间较长，同时对肠道黏膜有一定损伤，有时甚至会加重病情，因此大多数医院不做这项检查。

另一个检查方法就是肛门指检。如果医生进行直肠指检时，感觉患者直肠黏膜松软地包绕在手指上，尤其是让患者模拟排便的时候，直肠内有明显的黏膜拥堵感觉，或在肛管直肠环上方触及折叠肠壁，那么患者的肛门坠胀感很大可能是由黏膜脱垂引起。由于黏膜脱垂是一个动态变化的过程，会受重力影响，当患者处于卧位时，松弛的黏膜不会对肛门造成压力，也就不会产生症状；当患者用力向下排便、长时间站立、疲劳过度时，下坠的直肠黏膜压迫肛门口，导致肛周血管充血、肿胀，就会产生坠胀感。

如何预防和治疗直肠黏膜内脱垂

由于直肠黏膜内脱垂是一种退行性的变化，且与不正常的肠道功能及生活、运动习惯有关，所以日常预防第一要务是纠正慢性腹泻或便秘症状。此外，还要注意避免进行增加腹部压力的运动，例如负重深蹲、超过自己体能承受范围的跑步、举重等；女性在产后要积极进行盆底康复，如凯格尔运动，其他人群可以通过提肛运动来增强肛周肌肉的收缩力，预防坠胀的发生。

一旦出现肛门坠胀的症状，首先要设法避免引起坠胀的原因，同时在有经验的医生检查后，给予静脉增强剂联合中医药辨证治疗。中医学认为，该病症多为脾虚气陷、肾气不足所致，根据具体病情，可采取补中益气、温补脾肾等治疗方法来缓解症状，往往能获得较好的治疗效果。

总之，直肠黏膜内脱垂虽然不是一种致命的恶性病，但会影响患者生活质量，引起精神焦虑，所以要早防、早治。

◆ 第二十九计　以柔克刚

● 温水坐浴，舒缓肌肉 ●

　　水虽然柔弱，但能穿透坚硬的岩石，以柔克刚。温水坐浴也能改善肛肠疾病：温水刺激肛周皮肤的神经末梢感受器，可改善局部血液循环；提高肛周皮肤温度，使肛门括约肌松弛，缓解紧张、痉挛引起的疼痛。

　　使用 36～40℃ 的温水，每次坐浴 10～15 分钟，每天 2 次或每次排便后进行。若有相关症状，可由中医师开具中药坐浴方，进行药浴。

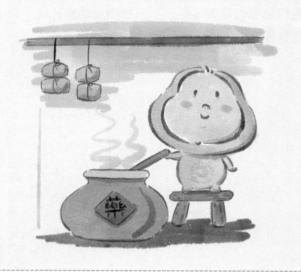

★ 令人寝食难安的一过性肛门直肠痛

　　提起一过性肛门直肠痛，很多医生也不知道它是什么病，因为在国内大部分相关专业的教科书中都没有关于这个病的记载。其实，这种病症在普通人群中很常见，国外文献报道显示，8%～10% 的美国人都经历过这种疼痛，但只有不到 1/4 的患者会因为这种疼痛就诊。

一过性肛门直肠痛一般没有太大的危险性，对于大部分患者来说，在没有发作时，完全不影响个人生活。但在发作时，除了会引起剧烈痉挛、疼痛外，还会导致患者产生恐惧心理，担心自己得了不治之症。接下来就给大家科普一过性肛门直肠痛。

一过性肛门直肠痛有何特点

一过性肛门直肠痛是一种症状，持续时间很短，一般为几秒到 30 分钟，少数患者可能持续 1～2 小时；疼痛突然发作，然后自行消失，有时伴有残留的疼痛记忆；夜间发作者更多见，可以让患者在梦中痛醒，感觉肛门、直肠收缩或痉挛；有时像刺痛，但无法描述具体的位置，也没有相邻部位的放射痛。

这一病症通常好发于成年人，男女比例相当。如果疼痛期间或发作过后进行肛门检查，一般没有出血、黏液或脓液排出、肿胀等异常症状。发作频率可以是每年数次，超过一半的患者每年发作少于 5 次，没有明显的诱发因素，突然发作之后的数周或数月都没有症状。

如何诊断一过性肛门直肠痛

一过性肛门直肠痛的发病机理目前尚未明确，它是肛门或直肠下部的平滑肌在某些未知的刺激下发生痉挛所致，但这种刺激因素却不是痔疮、肛裂、肛周脓肿、肛门部肿瘤等局部病变导致的。检查患者的肛门、直肠部位，基本没有异常发现，直肠镜检查通常也无异常发现。

除了急性发作期外，日常进行直肠指检，没有压痛点、尾骨痛，也没有肛提肌韧带疼痛。如果临床表现典型且常规检查正常，则不需要再做其他额外检查，即可做出诊断。

如何治疗一过性肛门直肠痛

一过性肛门直肠痛没有具体的治疗方法，镇痛药需要较长时间才能发挥作用，解痉药也没有很好的效果，药物起效前，疼痛可能已经自发停止了。疼痛发作时，部分患者采取下蹲位、使用栓剂等措施可以使疼痛缓解。如果患者情绪焦虑、非常担心，医生也可以提供 β 受体激动剂喷雾、钙拮抗剂（舌下含服）、芬太尼透皮贴、肉毒毒素（局部注射）等。

在发作频率较低的情况下，没有预防性治疗措施。而且随着时间的推移，症状往往会减轻。所以，患者不必过于担心，这种病症并不严重，可以理解为像夜间发作的小腿抽筋，活动一下就"过去"了，不用吃药。

当然，如果疼痛反复发作、逐渐加重，应到医院进行详细检查，排除相关疾病的可能。

总之，一过性肛门直肠痛是突然发生、没有明确诱因、不定时发作的肛门直肠内剧烈痉挛性疼痛，无论是发作期间还是发作之后，临床检查都提示正常，无预防或特别有效的治疗措施，是一种良性病症。

◆ 第三十计　居安思危

● 高危人群要警惕感染 ●

局部感染往往不被人重视，但有时可能成为致命危害。肛周坏死性筋膜炎就是肛肠疾病中可快速致死的"杀手"，导致其发病的常见因素是直肠肛门周围感染和尿路感染。

如果是高危人群，日常生活中要居安思"危"：腹泻或慢性便秘人群要及时治疗；常年使用开塞露的老年人群，要谨慎操作，并注意观察；免疫力低下、刚经历泌尿系统或肛肠手术的患者，要遵照医嘱及时复诊。

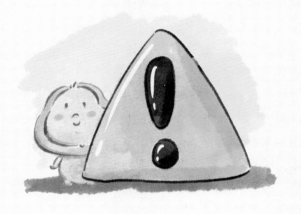

★ "要人命"的坏死性筋膜炎

肛周疾病大多属于慢性退行性病变，或者因局部感染而导致，例如痔疮、肛裂、肛周脓肿等，虽然会影响患者生活质量，引起恐慌，但大多并不凶险。不过，接下来要和大家介绍的一种疾病，却是肛肠疾病中可快速致死的"杀手"，它发病隐匿，进展急速，如果不及时救治，会很快危及患者生命。

什么是肛周坏死性筋膜炎

肛周坏死性筋膜炎是一种累及肛周、坐骨直肠间隙、会阴、生殖器、腹股沟软组织的坏死性感染，偶尔波及下腹壁、大腿及腰背部。它是一种少见的以广泛而迅速的皮下组织和筋膜坏死为特征的软组织感染，常为多种细菌混合感染，可伴有全身中毒性休克。其重要特征是，感染只损害皮下组织和筋膜，不累及肌肉组织。如若治疗不及时，患者往往死于败血症、毒血症。

在中医学中，肛周坏死性筋膜炎属于"内陷证"范畴，多由正虚邪盛导致。

坏死性筋膜炎有哪些表现

肛周坏死性筋膜炎起病急，早期局部体征常较隐匿，不易引起患者注意，但 24 小时内可迅速波及周围器官、组织，甚至全身。它的早期症状与肛周脓肿有相似之处，患者自觉肛周肿胀、剧烈疼痛，但当病灶部位的感觉神经被破坏后，剧烈疼痛可被麻木甚至麻痹取而代之，这是本病的特征之一。这时候，患者会出现典型的大小不一的散在皮肤血疱，血疱溃破后显露出黑色真皮层。这些"黑点"的出现，表明坏疽发生。如果局部已经破溃，渗出液为血性浆液，有奇臭。坏死灶广泛扩散，呈潜行状，有时产生皮下气体，触摸、按压局部时可听到捻发音。

疾病早期，局部感染症状尚轻时，患者就可能出现畏寒、高热、厌食、脱水、神态淡漠、反应迟钝、低血压、贫血、黄疸等严重的全身性中毒症状；若未及时救治，可出现弥散性血管内凝血和中毒性休克等，表现为皮肤紫癜、发绀、血尿、昏迷等。所以，及时确诊并进行手术干预是治疗的关键。

哪些人容易得坏死性筋膜炎

肛周坏死性筋膜炎的具体发病原因目前尚未明确，不过其好发人群还是有一定特征的。本病好发于 50 岁左右的男性，容易腹泻、因慢性便秘长期使用开塞露、患有糖尿病、免疫力低下、近期接受了泌尿系统或肛肠科手术者，都是高危人群。

导致发病的常见因素是直肠肛门周围感染和尿路感染，而这两种感染的途径较多：有的患者是因为腹泻、尿路感染诱发；有的患者是在接受尿道、肛门直肠检查或治疗之后诱发，例如痔疮套扎术或注射术、导尿术、膀胱镜检查等；有的患者是因为开塞露使用不当，损伤肠壁而引发感染，多见于老年慢性便秘患者，操作者将开塞露插入肛门的角度不对，戳伤患者直肠前壁。

某些特殊疾病患者也容易发生坏死性筋膜炎，如糖尿病患者长期血糖控制不佳、艾滋病患者存在免疫缺陷、化疗或使用免疫抑制剂者免疫力下降等，均易发生感染，且容易快速扩散。

怎样早期发现和诊治

由于肛周坏死性筋膜炎的发病率较低，早期症状并不明显，容易被误诊，但疾病的发展却极其迅速，如果得不到及时的手术治疗，患者可能很快进展为脓毒血症而危及生命。因此，如何早期发现并快速就诊非常关键。

通常，肛周坏死性筋膜炎需要多学科联合治疗，医院应具备规范的救治流程和应急预案。如果怀疑患者得了坏死性筋膜炎，应尽快去综合性大医院的外科、肛肠科或急诊科就诊。救治是否及时、迅速，会直接影响该病的预后。如果患者得到正确、彻底的清创治疗，控制感染并给予营养支持，往往能转危为安，且不会造成严重的后遗症。

如何预防坏死性筋膜炎

大家可以参照上述好发人群的描述进行自我评估，如果是高危人群，日常生活中要注意对血糖的控制；腹泻或慢性便秘人群要及时治疗，中医药辨证论治在调理这类疾病方面有较好的疗效；常年使用开塞露的老年人群，因其反应能力降低，即便戳伤，有时候也很难及时发现，家属、保姆、养老院护理人员等要给予足够的关心，谨慎操作，并注意观察；免疫力低下、刚经历泌尿系统或肛肠手术的患者，要遵照医嘱及时复诊。

虽然肛门坏死性筋膜炎属于危急重症，但若干预及时，预后一般都较好，且其发病率较低，大家也无须过度担心。

★ 肉里"藏毛"是种什么感觉

一位 20 来岁、浓眉大眼的小伙子，最近一段时间真可谓坐立不安，他的尾骨部位隐隐胀痛，一坐下去更是疼痛不已，而且局部皮肤逐渐出现红肿，自己可以摸到一个包块在慢慢肿大、凸起。他辗转骨科和皮肤科诊治，用了不少抗生素，还进行了肿块切开引流术，但始终反反复复，不能根治。后来，小伙辗转到肛肠科就诊，经检查被确诊为藏毛窦，医生通过手术治疗使其痊愈。小伙得知，他的病因竟然是尾骶骨部位"长了毛"，十分惊讶。接下来，我们就讲讲这种奇怪的肛肠病。

什么是藏毛窦

藏毛窦和藏毛囊肿统称为藏毛疾病，是在骶尾部臀间裂的软组织内形成的一种慢性窦道或囊肿，内藏毛发是其特征。

藏毛窦可表现为骶尾部急性脓肿，溃破后形成慢性窦道，或暂时愈合，后又溃破，如此反复发作。藏毛窦静止期，在患者骶尾部中线皮肤处可见不规则小孔，直径为 1～10 毫米；周围皮肤红肿变硬，常有瘢痕，有的患者可见毛发；使用探针探查，可从小孔探入 3～4 厘米深处，有些患者可探入 10 厘米深处；挤压小孔周围，可排出稀而臭的液体。急性发作期，患者有较明显的炎症表现，如触痛、红肿等，可排出较多脓性分泌物，有时发生脓肿和蜂窝织炎。

藏毛囊肿如无继发感染，患者通常没有明显不适感，仅表现为骶尾部突起，有些患者可有骶尾部疼痛、肿胀的感觉。一般而言，其主要的首发症状是在骶尾部发生急性脓肿时，局部出现红、肿、热、痛等急性炎症表现；囊肿多自行溃破并流出脓汁，或经外科手术引流后，炎症消退，少数患者的引流口可以完全闭合，但多数表现为反复发作、经常流脓而形成窦道或瘘管。

哪些人容易得藏毛窦

其实，藏毛窦在欧美国家是一种常见病，早在 1847 年就有学者报道过这一疾患，1880 年这一病名被正式采用。在第二次世界大战时，美、英军人中藏毛窦的发病率显著增高，这些患者都有长时间乘坐吉普车的经历，人们推想其发病可能与屈腿踞坐、长期颠簸有关，故有"吉普车病"之称。欧美国家藏毛窦的发病率为 26/100 000，女性平均发病年龄为 19 岁，男性为 21 岁，男性的发病率是女性的 2～4 倍。

由于藏毛窦好发于体毛较多的人群，亚洲国家的发病率相对较低，国内以往的报道不多，很多人包括一些医务人员也对这种疾病不了解。但近年来发现，年轻人中的藏毛窦发病率有增高趋势。

或许有人会问，藏毛窦是怎么发生的呢？目前认为其可能的病因有两种，一种是先天性的：由于髓管残留或骶尾缝发育畸形，导致皮肤被包裹，其内长出毛发。虽然这种情况出生时就已经存在，但发病多在青春期后，20～30 岁，因皮脂腺、毛囊活跃性增加，才出现症状。第二种是后天性的：认为窦和囊肿是由于损伤、手术、异物刺激和慢性感染引起的肉芽肿疾病。近年来证实，由外部进入的毛发是其主要病因。臀间裂有负压吸引作用，可使脱落的毛发向皮下穿透。臀沟内皮肤柔软、娇嫩，如果沟内毛发过多、过长，容易穿入皮肤，形成短道，之后加深成窦，毛根脱落到窦内也可使毛干进一步穿透窦道。

患者多为体毛浓密的 20 多岁的青年男性，其中又以超重或肥胖人群好发，因为这类人群臀沟较深，容易吸入毛发。此外，习惯久坐的生活方式会增加局部感染的概率。

为什么藏毛窦容易被误诊

首先，由于藏毛疾病发生在患者尾骨部位，很多患者最初会以为是骨科疾病而就诊于骨科；其次，以往我国藏毛窦的发病率不高，医生对该病的了解也不多；此外，藏毛窦瘘与肛肠疾病中的肛瘘、化脓性汗腺炎、尾骶部表皮样囊肿的临床表现有一定的相似之处，容易导致误诊。

其实，藏毛窦发病时的感染有向心性特征，通常朝着心脏方向延伸，而真正的窦体虽然离肛门较近，却不会和肛门相通。一般通过 B 超、磁共振等检查方法，有经验的医生都能明确诊断。

如何治疗和预防藏毛窦

藏毛窦发生感染的患者都需要通过手术才能根治，目前可以用来治疗藏毛窦的手术方式很多，有直接切开缝合、皮瓣转移、激光等方法。不同手术方式各有利弊：切开缝合、皮瓣转移手术的优点是恢复较快，缺点是术后如果疏于护理，常常会导致伤口经久不愈，且有较高的复发率；切开术后开放治疗，虽然恢复时间较长，但恢复过程一般不会疼痛，也不太影响日常生活，并且联合使用中医汤药调理和外治法促进创面愈合，有较好的疗效。

骶尾部藏毛窦的预防关键在于平时要养成良好的卫生和生活习惯，注意清洁，保持局部卫生，避免长期久坐。同时，需要清淡饮食，适当运动，避免肥胖等。

总之，藏毛窦是一种良性疾病，除了会反复感染以外，很少有患者发生癌变，一般通过手术治疗都能得到根治。正确诊断并及时治疗有助于疾病的康复，摆脱骶尾部反复肿痛的困扰。

★ 那些长在肠道内的"坑"

有些人已经有这样的健康意识：到了一定年纪要做肠镜检查来排除一些肠道疾病，比如肠道息肉、肠癌等。如果肠道息肉不断增大，有一部分可能会发生癌变。如果说息肉是肠道内壁上长出来的"凸起"，那么另一种肠道内的"凹陷"病，因为发病率较息肉低，可能大家从来没有听说过，它被称为憩室或憩室病。憩室就是肠道内壁上出现的小"凹陷"，而憩室病就是这些"凹陷"因发炎等病变导致一系列的症状。接着，我们就来认识一下这些肠道内的"坑"。

什么是结肠憩室和憩室病

结肠憩室是一种在结肠内壁薄弱处出现的"凹陷"，通常呈多发性，整个结肠都可能发生，较多见于乙状结肠。其发生的原因目前尚未明确。这些憩室常常没有症状，大多数是在做肠镜或下腹部 CT 等检查时被偶然发现。

当憩室发生感染等病变成为憩室病时，大多数患者会出现相应的症状。憩室病通常被分为急性和慢性两大类。

❶ **急性憩室病**：较常见的急性发作是憩室炎。顾名思义，它是由憩室发炎导致的，可表现为下腹剧烈疼痛，同时伴有发热。在这种情况下，血常规检查会提示有炎症，白细胞和 C 反应蛋白水平增高。如果出现炎症，要重点关注憩室炎的潜在并发症，包括结肠旁脓肿、结肠远端脓肿、脓性腹膜炎和粪性腹膜炎。此外，还要关注急性并发症憩室出血，严重者会引起出血性休克。通常，医生通过肠镜检查可诊断此类疾病。

❷ **慢性憩室病**：慢性发作不太常见，通常是急性憩室炎反复发生导致，主要症状为下腹疼痛，但不一定出现发热，有时候会被误诊为肠道功能紊乱。慢性憩室病也会发生一些严重的并发症，包括结肠阴道瘘、结肠膀胱瘘等，需要进行结肠镜和妇科、泌尿科检查。

憩室病的治疗方法有哪些

凡是有严重症状的憩室病患者，都需要及时就医。

目前，对于没有严重症状的单纯性憩室炎，推荐的治疗方法是饮食调理；对于急性发作、疼痛剧烈的炎症患者，或者合并脓肿性憩室炎的患者，建议使用抗生素治疗；如果治疗失败，或脓肿直径 ≥ 4 厘米，建议引流治疗；如果患者发生结肠穿孔但没有腹膜炎的迹象，可以考虑保守治疗；如果患者出现腹膜炎，建议手术治疗；如果憩室出血，首选内镜下手术治疗或放疗；如果出现慢性并发症，以手术治疗为主。

需要提醒的是，饮食治疗作为憩室炎治疗的一部分，患者应予以重视。在疾病发作时，应进食汤水类、果汁等流质饮食，待症状缓解后，再慢慢恢复到正常饮食。平时应尽量保持大便通畅，多吃一些富含膳食纤维的食物，如全麦面包、豆类（大豆、豌豆、蚕豆等）、新鲜水果（苹果、梨、李子、香蕉等）、蔬菜（南瓜、土豆、菠菜等）。每天应至少摄入 30 克左右的膳食纤维。

憩室病会癌变吗

憩室病患者发生肠癌的风险并不比普通人群高。然而，对于曾经发生过憩室炎、脓肿或腹膜炎的患者，建议定期进行肠镜检查。

小锦囊

推荐通便药膳

日常通过药膳调理，有利于大便通畅，避免粪便对肠道憩室增加压力。

❶ 牛乳蜂蜜芝麻饮

原料：牛乳 250 毫升，蜂蜜 30 克，芝麻 15 克。

制法：先将芝麻炒香，研末备用；牛乳、蜂蜜混匀，煮沸后调入芝麻。

服法：每日晨起空腹饮用。

❷ 番薯蘸蜂蜜

原料：番薯 150 克，蜂蜜适量。

制法：番薯切块，蒸熟。

服法：蘸蜂蜜食用。

❸ 桑葚膏

原料：白砂糖 200 克，干桑葚 200 克。

制法：桑葚洗净，加水煮沸，加入白糖，继续熬煮成膏状后装瓶。

服法：每次 10 克左右，每日 2 次。可直接食用，或温水冲服。

> " 中医学里有个术语叫"三因制宜"，即治疗疾病要根据人的体质、性别、年龄等个体化因素，以及季节、地理环境来制定适宜的治疗方法，又称因人、因时、因地制宜。其实，养肠也需要"三因制宜"。 "

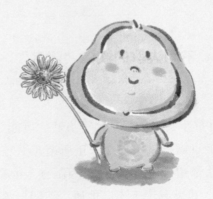

✦第三十一计　独善其身

不要盲目食疗祛湿

目前，食疗祛湿已成为大众争相效仿的一种养生保健方法，薏苡仁、芡实、山药、红枣等药食两用之品颇受大众青睐。殊不知，这类药食同源的祛湿之品可能会使大便中的水分减少，变得更加干燥。因此，便秘患者不宜盲目食用。

食疗亦当因人制宜，根据自身体质来选择适合自己的方法，不要盲目跟从、采用他人的方法。

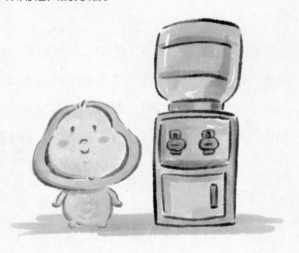

★ 不同人群的饮食"雷区"

注重保养本身是件好事，但如果选错了方法，可能适得其反，原本好好的身体反而出现病症，需要就医治疗。正所谓，甲之蜜糖，乙之砒霜。并不是每一种养生方法都适合所有人。"三因制宜"中有个很重要的"制宜"就是"因人制宜"，也就是说，不同体质、不同年龄、不同性别的人，得了同样的疾病，治疗的方法可能不同，这一原则在养生方面其实也一样适用。

中老年慢性便秘患者

有些中老年人喜欢阅读一些养生类的公众号文章，或者看一些推荐保健类产品的隐蔽性广告。其中一些文章常强调人体需要祛除湿气、强健脾胃功能等，还会推荐食用山药、薏苡仁、芡实、红枣及五谷杂粮等食物或养生保健品，来调理脾胃。殊不知，这类药食同源的祛湿之品可能会使大便中的水分减少，变得更加干燥。对于慢性便秘患者来说，如果没有医生的指导，自行选用中药处方、配伍，盲目食用，反而可能会加重便秘。

身强力壮的中青年男性

羊肉、人参、鹿茸等大补元气的食物或补品有益于体质虚弱、偏寒凉的人群，但对于体质偏热、身强力壮的中青年男性来说，如果过量食用，尤其是在炎热的夏季食用，如同火上浇油，容易诱发湿热火毒之邪，导致肛周感染性疾病发生。

口味特殊的孕妇

由于怀孕后口味改变或日常饮食习惯偏好，有些孕妇饮食辛辣刺激，很容易导致产前痔疮发作。

免疫力下降者

因疾病、年龄、体质等因素变化，人体免疫力下降，会对一些食物产生过敏反应。比如：容易腹泻、体质偏湿热或过敏体质者，如果调理不当，大量喝牛奶、吃鸡蛋，或者长期服用枸杞、菊花、决明子等中药、保健品，会出现长期大便不成形，甚至长期腹泻，从而诱发其他肛肠疾病。

喝奶粉的婴幼儿

近年来，很多家长为宝宝选择进口奶粉，采用西方国家推荐的奶粉配比。事实上，欧美人群和亚洲人群的肠道生理解剖存在一定差异，体质有所不同，一味套用欧美标准，可能是目前国内婴幼儿便秘发病率上升的原因之一。"三因制宜"中的"因地制宜"也表达了这一观点：不同地域的人群体质不同，因而不能套用同一种标准。

易地而居者

我们常说的"水土不服"也是"因地制宜"的生动体现。例如：原本生活在湿气较重城市的人，日常饮食偏于辛辣，并不会影响健康，因求学或工作等原因到气候干燥、炎热的城市生活，如果饮食习惯不改变，原本对他有利的辛辣食物，可能会导致其罹患肛肠疾病。

介绍了那么多的饮食不宜，主要想告诉大家：调理身体一定要寻找适合自己体质特点的食物，不能人云亦云。对于市面上被称为具有保健或养护肠道作用的食品、保健品，是否适合自己食用、可以食用多久、在什么季节食用等问题，应咨询医生后合理判断。

◆ 第三十二计　随机应变

运动强度应随年龄增长而改变

人到了一定的年纪，生理机能减退，有些从前能做的事情就无法完成了。比如年轻时跑 100 米的速度，到中老年时期自然就达不到了。如果一味强求，就会造成损伤。

随着年龄增长，我们应该根据身体状态调整运动量、运动强度，只要保持适度运动的习惯即可。比如骑自行车，只要不停下来、不跌倒，每小时 20 公里也好，10 公里也好，都是在运动。固执地要求和从前一样，即所谓的"不服老"，也是养生的一大误区。

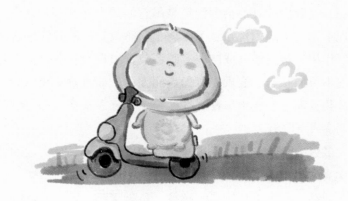

★ 拒绝"东施效颦"与"刻舟求剑"

说完饮食，我们再来说说运动。从中医学的角度而言，健康人体的状态和功能是"以平为期"，达到一种动态平衡，即《黄帝内经》中所说的"阴平阳秘，精神乃治"。运动养肠的目的是达到生理和心理上的平衡和谐状态，如果用错了方法，也可能适得其反。

养生包括养肠，需要达到怎样的标准和如何评判效果？这其实是一个在开始运动锻炼前就要思考的问题。"阴平阳秘"是《黄帝内经》对人体最佳生命活动状态的高度概括，其关键是平衡。就像收听电台节目一样，要调到最佳频率，偏高或偏低，都会出现杂音。

由于每个人先天体质不同，后天居住地域、生活习惯不同，达到的平衡状态也各有不同，即便是同一个人在不同年纪、不同地方、不同时间，需要维持的平衡状态都是相对而言的一种动态。如果盲目借鉴他人的经验，那么很可能出现"失之毫厘，差之千里"或"背道而驰"的情况。所以，运动养肠也要"因人制宜"，避免"东施效颦"和"刻舟求剑"。

不能东施效颦

随着年龄增长，人体的机能也不可避免地退化，很多症状其实与衰老有关。例如：盆腔内的脏器会因固定悬吊它们的内外筋膜、韧带、肌肉松弛，而出现下垂、下降的现象。下垂属于动态改变，随着体位改变或腹部用力等因素作用，腹压增高或减弱，脏器位置出现升降变化；下降则相对固定，呈现不可逆状态。表现在肛肠疾病方面，如直肠黏膜内脱垂、盆底疝、骶骨直肠分离、慢性出口梗阻性便秘、痔疮等疾病，都与盆腔内脏器位置相对下垂或下降有关。

对于大多数中老年人尤其是多次产育的女性来说，日常运动养生要有意识地避免导致腹压增高或持续向下用力颠簸的运动。如果一味相信养生就是要多运动，积极参加跑步、蹦跳、负重深蹲、跳广场舞等，紧跟时下流行的各种"网红"健身方式，盲目锻炼，那么可能在运动一段时间之后，会出现肛门坠胀、痔疮发作、下腹不适等情况。

对于一些有腹部手术史的患者来说，盆腔内脏器除了有下垂、下降的可能外，还存在腹壁与肠外组织粘连、盆腔内脏器位置改变等问题，肠道活动度受限，会出现肠蠕动减缓，大肠、小肠等脏器向下压迫肛门，肠道内壁松弛，肛门局部充血等情况。如果剧烈运动，吸入大量空气，导致肠蠕动加快或肠胀气，就可能出现小腹两侧或脐下酸胀疼痛、肛门部坠胀不适等。

其实，不是所有的运动都适合每个人。先天身体瘦弱、体质较差者

（如中医五行体质中的木型人、偏瘦高的人群，平时运动较少、没有运动习惯的人群，年老内脏下垂、肛门坠胀、排便到肛门口却无力排出的人群，孕期、产后等特殊状态下的人群），如果运动项目和运动量选择不当，过度练习使腹部压力增高的运动项目，不但起不到锻炼效果，反而会出现或加重肠道症状。

不能刻舟求剑

门诊时，常常有患者问："我可以一次运动多长时间？"其实这是一个无法确切回答的问题，因为答案是基于个人身体素质而定的。例如，年轻时候就有运动习惯的人，身体素质很好，现在也一直保持着良好的运动习惯，那么每次锻炼 1 小时甚至更久，都不会有太大问题。如果是当年学校体育考试长跑会"跑掉半条命"的人，日常又少有运动，突然心血来潮，听取了不适合自己的运动建议，那么即使运动不足半小时，也可能超出身体承受范围，出现各种不适症状。再比如：有腹部手术史者可能会出现下腹部隐隐疼痛，出口梗阻型便秘患者可能会出现肛门坠胀或便秘加重，痔疮患者可能会出现急性便血或痔核脱出、嵌顿。

也有患者会说："从前我可以一口气跑 10 公里、搬 100 斤的重物，也安然无恙。医生，你的建议是否不对？"首先，有个成语叫"积劳成疾"，年轻时期的过度疲劳或运动，会形成慢性损耗，到了一定年纪便会体现出来。不少职业运动员退役后会有一身病痛，因为他们此前一直都在挑战自己的运动极限。再好的车，每次出门都飙到速度上限，使用寿命就会缩短。其次，随着人体的衰老，从前能做的事情，到了一定年纪就无法完成。比如年轻时跑 100 米的速度，到中老年时期自然就达不到了，如果一味强求，就会造成损伤。

这个道理很多人能接受，但对于排便的定点、定时和顺畅度改变，很多人却无法接受。从前自己可以每天定时顺畅排便，而现在却无法做到定时排便，或者没有以前通畅了，于是自己胡乱吃药或锻炼。其实，人体所谓的平衡是多种不同状态下的平衡，并非一成不变。随着年龄的增长，生理能量平衡的状态也会相应地调低。比如骑自行车，只要不停下来、不跌倒，每小时 20 公里也好，10 公里也好，都是在运动。固执地要求和从前一样，即所谓的"不服老"，也是养生的一大误区。

★ 不同人群的锻炼方法

对于肠道健康而言，运动同样不可或缺，正确的做法是：在专业人士指导下，有针对性地寻找适合自己的锻炼方法，且运动量不能超出自身的承受范围。随着年龄增长，还要适当调整，如果运动后出现以往没有的不适状况，要考虑是否运动方式不适合自己或运动量太大，并及时调整。

老少咸宜的运动

❶ 游泳：这是一项全身性的有氧运动，涉及很多关节、肌肉等运动组织，有助于预防腰椎病、颈椎病、关节炎等疾病，可以缓解精神压力，提高抵抗力，促进新陈代谢，达到强身健体和塑形的作用。对于肛肠疾病患者而言，游泳还能促进肠蠕动，且是水平状态下的无负重运动，不会对人体脏器产生向下的压迫。

❷ 练习琴棋书画：古时候，弹琴、弈棋、书法、绘画是文人墨客修身所必须掌握的技能，合称"四艺"。这些活动似乎与养肠没什么关系，其实，除了能提高文化修养之外，在进行这些活动的过程中，无论是用手还是用脑，都会直接或间接对人体代谢和情绪产生一定影响。中医强调养生以养心、养神为主。《黄帝内经》云：心主神明，主明则下安。中医学中所指的"五神"分别由心、肝、肺、脾、肾所主，其中心主神，而统御由肝、肺、脾、肾所主的魂、魄、意、志，与现代医学研究中人的深、浅记忆，意识、潜意识等类似。现代医学中关于脑肠轴的理论也指出：脑肠轴是人体内由大脑、肠道共同构成的系统，两者以激素和神经信息的形式进行沟通，共同调节人的情绪反应、新陈代谢、免疫系统、大脑发育等。练习琴棋书画，能够聚精会神、宁心静气、动静结合，很多肠道功能性疾病

会随之得到改善。

❸ 唱歌：这是一种特殊的有氧运动，既能提高肺活量，还能愉悦心情。中医认为"肺与大肠相表里"，肺气得宣，人体气机运行调畅，大肠传化功能可以得到改善。中医治疗便秘有个常用的方法——提壶揭盖法（见前文第 15 页），即在处方中加入宣发肺气的药物，使气机通畅，肠道正常传导，大便就能顺畅排出。唱歌也有宣发肺气的作用。

适合特殊人群的运动

❶ 中老年人：宜选择养护肠道的运动，首推八段锦。在中医看来，很多肠道和肛门部位的疾病，分别与人体脾胃气虚、中气下陷、脾肾两虚、肺脾气虚、心肝火旺、脾虚湿盛等相关。无论是站式还是坐式八段锦（八段锦有南、北派之分，有站式和坐式，具体练习法可以上网搜索，相关视频有详细指导），都有调理上焦心肺、中焦脾胃、下焦肝肾的作用，可去心火、健脾肾、通血脉，长期坚持练习，会获得较好的养生效果。

❷ 产后女性：宜选择凯格尔运动，又称骨盆运动，借由重复缩放部分骨盆肌肉，伸展盆底的耻尾肌来增强肌肉张力。这种锻炼方法常被用来改善尿失禁，对于肛门坠胀患者也有一定疗效。感兴趣者可上网搜索相关教学视频，或者在产后康复师的指导下进行。

❸ 盆腔脏器下垂者：宜选择提肛运动，即有规律地往上提收肛门，然后放松，重复一提一松的动作。站、坐、行时均可进行，一提一松为 1 下，30 下为 1 组，每次可量力而行做 2～3 组或持续 3～5 分钟即可，每天可进行 2～3 次。提肛运动可以促进局部血液循环，预防痔疮等肛周疾病。

总之，运动养肠有两个要点：一要适合自身的情况，运动应掌握好度；二要坚持运动，结合自己的兴趣选择一些简单方便易操作的运动方式，更易于持久进行。

◆ 第三十三计　升降有序

肝肠升降有序，气机疏通调畅

　　肝主升、主动，大肠主降、主动，彼此协调运动，联合起来主导人体正常的排泄功能。因此，养肠者还需要养肝，使气机升降有序，疏泄与传导相辅相成，有助于肠道健康。

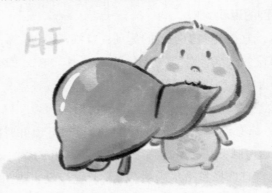

★ 顺春阳，疏肝可养肠

　　中医五行学说将五脏与季节对应，春天对应的脏器是肝。肝是"将军之官，谋虑出焉"，它的作用是条达、疏泄全身气机和气血津液，像将军一样统领全军。因此，五脏六腑气机的升降皆赖于肝气的条畅。其中，肝主升、主动，大肠主降、主动，彼此协调运动，联合起来主导人体正常的排泄功能。大肠乃传导之官，其主排泄糟粕，与肝之疏泄相辅而行，若肝失疏泄，气机的疏通和调畅受阻，便会发生大便排泄失常，出现便秘。

　　春季养肝，令肝气条达顺畅，才能协调大肠主降之功，令排便正常，去除体内糟粕，预防便秘发生。介绍几种疏肝气的方法：

❶ 可以多进行户外活动，如散步、踏青，感受大自然的勃勃生机，使心情得以放松，能防止肝气郁结。

❷ 多食具有疏肝理气作用的食物，如韭菜、葱、香菜、荠菜等，发散行气，以助肝气生发。

❸ 必要时在中医师辨证指导下，服用疏肝理气的中药，如柴胡、青皮、香附等，能缓解肝气郁结的症状。

第三十四计　迎刃而解

清心降火除肠燥

心与小肠相表里，二者五行属火，若心有火，易下传至小肠，导致小便短赤、大便干燥。心火旺盛时，可采用清心降火、宁心除烦的养生方法，如选用莲子、百合、荷叶、玉竹、苦瓜、绿豆等药食两用之品，制作成食疗药膳进行调理；练习静功、瑜伽、吐纳等，有助于宁心除烦。

心火解决了，肠火自然消灭，便秘等肛肠疾病也迎刃而解。

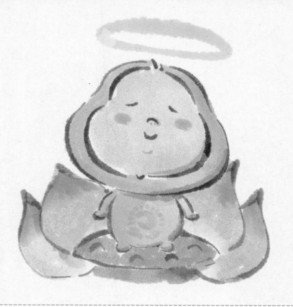

★ 清暑热，静心可养肠

某些疾病的发生与季节变化有一定相关性。中医强调"天人合一"，夏天是一年四季中最热的季节，人体感受到自然界的热量，一些与热和湿相关的疾病就容易发作。在肛肠疾病中，发病有明显季节特点的主要是肛窦炎、肛周脓肿、肛周湿疹等。

肛肠疾病的发生，无外乎"外伤风、湿，内蕴热毒"。夏季风、湿、热、燥之气盛行，大部分地区持续高温且潮湿、闷热，令不少肛肠疾病患者饱受反复发作之苦。为免受湿热之邪侵犯机体而诱发肛周疾病，夏季饮食应注意节制、卫生，以免诱发腹泻；少吃辛辣、热性食物，以免暑热为患；出汗后及时擦干，尤其要保持肛周部位清洁干燥，以免诱发湿疹等。

此外，夏季高温，很多人心烦气躁，影响睡眠，导致免疫力下降。因此，养生防病还应静心宁神，注意休息，保证充足、优质的睡眠。

◆ 第三十五计　假道伐虢

━● 常吃润肺食物，可润肠通便 ●━

肺与大肠相表里，它们的功能会相互配合。大肠的某些疾病，有时可以通过调理肺的气血阴阳来治疗，即借调理呼吸道来治疗肠道疾病。

经常食用一些润肺的食物，也可以起到润肠通便的作用，比如银耳、百合、梨、枇杷、柑橘、柿子、杏仁、白果、蜂蜜等。还可在中医师指导下，选用一些麦冬、天冬、石斛、西洋参、玉竹、黄精、枸杞子等滋养肺阴的中药，做成合适的药膳食用。

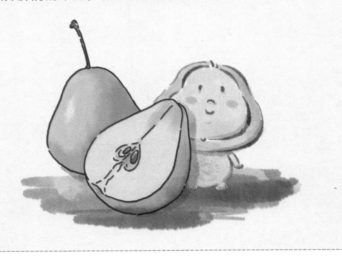

★ 防秋燥，润肺可养肠

进入秋季，自然界阳气渐收、阴气渐长。白露节气后，气温开始降低，降雨量减少，空气湿度相对较低，气候偏于干燥，故谓秋令主燥。秋天渐冷和干燥的气候常易诱发肺部疾病，例如哮喘、咳嗽、咽喉疼痛等。《黄帝内经》云："肺与大肠相表里"，一些肛肠疾病也容易在秋季被诱发。

比如秋燥可诱发便秘，继而诱发痔疮和肛裂等问题。

秋天为何易发肛肠病

到了秋季，有些人容易出现"秋燥"的现象，比如口唇皲裂、皮肤脱屑、眼睛干涩、咽喉干燥等。尽管便秘有不同原因、不同类型，但是由于气候变化，此时大便均有可能变得干结难下。这类患者原本日常排便比较正常，近期的生活饮食习惯也没有特别改变，却明显感觉大便变得干结、粗硬，难以排出。

中医历来认为"天人相应"，人体和自然是一个和谐的整体，不同季节的天气变化也会在人身上体现出来。秋季天高气爽，气候干燥，外邪以燥邪为主，其性肃降收敛。燥邪伤人，易伤人体津液，常见口干、唇干、鼻干、咽干、舌干少津、大便干结、皮肤干甚至皲裂等症。在中医五行分类中，秋季属金，其性收敛，对应五脏中的肺。肺与大肠相表里，当肺中津液亏虚后，没有足够的津液下济于大肠，会使大便干结难解，甚至因为大便过于干硬而引起痔疮出血、肛裂等，从而出现便血、疼痛等症状。

如何预防秋燥引起的肛肠病

对于秋燥便秘者，平时应该多喝水，以保证肠道有足够的水分，有利于大便排出。饮食方面也应多吃新鲜蔬菜、水果，不仅可以提供膳食纤维，同时也能补充水分。尤其是秋季的一些水果，比如橘子、柚子、秋梨、柿子等，都富含水分。一日三餐，还可以多喝一些汤水、粥品，在摄取营养的同时又补充了水分。

需要注意的是，秋季要少吃一些辛辣燥热之品，如辣椒、胡椒、大蒜等，少吃油炸食物，戒烟忌酒。因为这些食物可能会加重秋燥，导致便秘。尤其是现在香辣美味的菜式比较多，燥秘的患者一定要抵挡住这些美食的诱惑，不要为了满足一时的口腹之欲，丢了健康。

中医学认为，秋燥便秘还与阴虚火旺型体质有关。阴虚者津液不足，大肠干燥缺乏濡润；同时，阴虚可导致火旺，进一步灼伤耗损津液，加重肠燥之症，就会进一步加重便秘。因此，燥秘患者除了补水之外，还可以适当多吃一些养阴润燥的食物，比如银耳、百合、莲藕、山药、胡萝卜、白菜、芝麻、蜂蜜、海参等；或者在中医师的辨证分型下，选用一些麦冬、天冬、石斛、西洋参、玉竹、黄精、枸杞子等中药，做成合适的药膳食用。长期便秘的患者也可以到医院开具膏方调理，通过调整体质，改善阴虚症状，有助于顺利排便。

小锦囊

便秘出血怎么办

如果因为便秘而出现便血，有可能是内痔出血，通常没有疼痛感觉。如果以前没有出现过便血，要提高警惕，及时就医，以免漏诊、误诊，贻误大肠癌等严重疾病的诊治。如果便血时肛门剧烈疼痛，有可能发生了肛裂，可以用蛋黄油来治疗。

◆ 第三十六计 增液行舟

滋阴生津茶可润肠通便

如果日常有些许便秘，大便略干，可以尝试自己配制一个补气滋阴降火的润肠通便茶。如：西洋参3～5克，生晒参3～5克，枸杞子15～20粒，白菊花5～6朵，石斛2～3粒，泡茶喝。西洋参、枸杞子、石斛、生地等中药有滋阴生津作用，好比河道中的河水增多有利于船只行进，肠道中的津液充沛，也有利于大便排出，不易发生肠燥便秘。

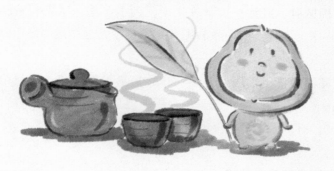

★ 灭冬火，滋肾可养肠

天气渐冷，为了御寒，有些人开始冬令进补，或吃上一顿热气腾腾的火锅。殊不知，对于不同体质、不同年龄的人群，如果进补不慎，往往事与愿违，非但起不到冬令进补、健康养生的作用，反而可能吃出"热毒"，诱发一些肛肠疾病。那么，如何避开这些"火热"的陷阱？

冬季要警惕哪些肛肠病

冬季气候较为干燥，人们饮食肥甘厚腻、热性食物较多，甚至服用人参、阿胶、桂圆、鹿茸等滋补的热性中药，常易上火而出现便秘、肛裂、痔疮出血等肛肠疾病。

❶ **痔疮**：痔疮发作主要与疲劳、食用辛辣刺激食物、饮酒等有关。冬季恰逢年末，中青年人群加班、熬夜的情况比较多，容易导致疲劳过度；在饮食方面，食用辛辣刺激、燥热食物，以及应酬喝酒的情况明显增加，这些都会导致痔疮发作，痔核脱出、疼痛、出血，严重者喷血、大出血，需要尽快就医。

❷ **肛裂**：痔疮和便秘患者容易出现肛裂，特别是冬季饮食辛辣燥热，或者服用温热补药，可导致大便干硬，容易引起肛裂出血、血色鲜红、疼痛难忍。

❸ **肛周脓肿、肛瘘**：按常理来说，到了冬季，感染性脓肿患者会减少。但是临床上发现，肛周脓肿患者并不见少，这可能与冬季饮食习惯改变有一定关系。

❹ **便秘和腹泻**：食用过多热性食物容易导致便秘，这与个人体质有关。冬天很多人喜欢吃热气腾腾的火锅，但是经常吃辛辣口味的火锅可能会导致便秘，有的人则可能出现腹泻。

预防肛肠病的三个关键

❶ **管住嘴，不要乱吃**：预防肛肠疾病，饮食很重要，一定要管住嘴，不要乱吃。比如：有些人食用巧克力后会导致大便干燥，吃热性、酸性的食物会导致便秘。冬季便秘的人可以食用黑芝麻、核桃等有通便作用的食物，磨成粉、做成糕点等，比如阿胶核桃糕；肝肾阴虚的大便干燥者可以喝滋补肝肾的枸杞子茶等，如果睡眠不好，还可以加点菊花，且有一定的通便作用。需要提醒的是，即便是适合的饮食也并非越多就越好，无论吃什么都不能过度，要适可而止，辨证选用。

❷ **有家族史者要提高警惕**：有息肉、肿瘤家族史的人群，到了40岁后一定要做大便隐血检查，如果提示阳性，还要进一步做肠镜检查。

❸ **便秘者不要乱用泻药**：便秘有时只是疾病的一个症状，引起便秘的原因很多，医生会根据患者的具体情况，采取相应的治疗措施。便秘者不要自己乱吃泻药，特别是一过性便秘患者，不能长期服用泻药，否则反而

可能加重便秘。长期便秘的人往往都是非常痛苦的，如果医生能够给予正规的指导，患者还是能够接受的。

此外，冬季气候干燥，尤其是长时间待在暖气、空调环境中的人群，应该多喝水，避免肠道干燥缺水而引起便秘，继而加重痔疮等肛肠疾病。

食补选料要合理

冬令进补，最普遍的就是食补，几乎家家户户到了这个季节都会考虑怎么食补。有吃羊肉的，也有吃芝麻核桃粉的，还有炖海参粥、煲乌鸡汤的……合理的食补确实能起到强身健体、预防疾病的作用，但是食补不当，也可能会导致身体不适，诱发疾病。

❶ **少吃热性食物：**饮食方面要注意少吃热性食物，比如牛肉、羊肉等肉类，荔枝干、桂圆干等果干，都是冬季颇受青睐的食补之品，但过量食用容易上火发病。有些人吃多了不仅会导致痔疮出血，还会引起肛周脓肿。

❷ **忌辛辣刺激食物：**辣椒、花椒、芥末、酒等辛辣刺激的食物也会诱发肛肠疾病。比如：有些人冬季爱吃羊蝎子火锅，烹制的时候放入很多辛香料等，就容易诱发肛肠疾病；有些人一吃辣的食物就会便秘，甚至大便干硬而导致肛裂；还有些人喜欢喝补酒，认为补酒可以暖身、养身，结果引发肛肠疾病。

俗话说"物极必反"，冬天进补不能人云亦云，不同体质的人群冬令进补的方法各有不同，要根据自身体质和疾病特点，在保持健康饮食习惯的基础上，有针对性地适当进补。